STOPP
Rheuma

Natürliche Lösungen bei Rheuma, Arthritis, Arthrose und anderen entzündlichen Erkrankungen

Dieser Ratgeber ist nicht als medizinischer Ratgeber gedacht. Er dient nur zur Information und für die Weiter- und Ausbildung. Bitte konsultieren Sie einen Therapeuten Ihres Vertrauens, wenn dafür eine Notwendigkeit besteht.

Lorna R. Vanderhaeghe, MS

Food for Health
Publishing & Media B.V.

Erstmals veröffentlicht 2004 in Kanada von Bearing Marketing Communications Ltd.

Erstmals veröffentlicht 2009 in Deutschland
2. Auflage 1. veränderter Nachdruck 2010

Herausgeber der deutschen Ausgabe:
© 2009 Food for Health Publishing & Media BV
Postbus 3054, NL - 6460 HB Kerkrade

Unverbindliche Preisempfehlung: € 19,95
ISBN/EAN-Nr. 978-90-78057-14-7

Inhalt

Vorwort

Es gibt immer mehr Informationen, die darauf hindeuten, dass Entzündungen eine wichtige Rolle bei der Entwicklung vieler Krankheiten spielen – von Rheuma, Arthritis, Arthrose und der Alzheimer-Krankheit über Herzkrankheiten und Psoriasis bis hin zu Schlaganfällen. Der Grund dafür ist, dass eine Entzündung eine grundlegende Reaktion des Körpers auf Veränderungen der zellulären Umgebung ist, egal, ob diese Zellen das Zahnfleisch (Gingivitis), die Haut (Sonnenbrand), die Arterien (Atherosklerose) oder die Gelenke (Rheuma, Arthritis, Arthrose) auskleiden. Das Ziel des Körpers, das er mit dieser Entzündung erreichen möchte, ist, sich selbst zu reparieren und sich gegen klare und präsente Gefahren zu verteidigen.

Während die mit Rheuma, Arthritis, Arthrose oder Psoriasis verbundenen Entzündungen gewöhnlich ziemlich offensichtlich sind, verlaufen die Entzündungen, die für das moderne Leben am bedenklichsten sind, häufig unbemerkt. Es sind diese schwachen, chronischen Entzündungen, die eine Verhärtung der Arterien (Atherosklerose), die Alzheimer-Krankheit und Krebs auslösen und die Lebensqualität der meisten Menschen bedrohen.

Diese Botschaft zieht sich wie ein roter Faden durch den ausgezeichneten Bericht Lorna Vanderhaeghes über Entzündungen und wie man diese durch natürliche, medikamentenfreie Maßnahmen behandelt.

Was Rheuma, Arthritis, Arthrose oder Gicht betrifft, gibt es immer mehr Beweise, dass die derzeitigen medizinischen Behandlungsmethoden mehr Schaden anrichten als Gutes tun. Die hauptsächlich zur Behandlung verwendeten Medikamente sind die so genannten „nicht-steroidalen entzündungshemmenden Medikamente“, oder NSAIDs, zu denen Aspirin und Ibuprofen gehören.

Obwohl diese Medikamente extrem populär sind, deuten Forschungsarbeiten darauf hin, dass diese Medikamente bei der Behandlung zwar einen kurzfristigen Nutzen bringen, aber tatsächlich das Fortschreiten der Gelenkzerstörung beschleunigen und im Lauf der Zeit noch mehr Probleme verursachen. Die Resultate zahlreicher Studien haben einige interessante Fragen aufgeworfen:

Fördert die medikamentöse Intervention auf irgendeine Weise das Fortschreiten der Krankheit? Können die Ernährung und verschiedene natürliche Therapieformen die körpereigene Reaktion in Richtung Gesundheit verbessern? Die Antwort auf beide Fragen ist, wie durch die in diesem Buch präsentierten Informationen deutlich wird, ganz klar „ja“.

In den meisten Fällen bietet die natürliche Lösung eine weit bessere Linderung, da sie den zugrunde liegenden Krankheitsprozess behandelt. Das gilt besonders für den Umgang mit chronischen Entzündungen, egal, ob sie in einer offensichtlichen Form vorliegen, wie bei Rheuma, Arthritis, Arthrose, oder der verdeckten, anscheinend unbemerkten Form, die das Risiko für Herzkrankheiten, einen Zerfall des Gehirns und Krebs erhöht.

Lorna hat ausgezeichnete Arbeit geleistet und bietet echte Lösungen für die Behandlung von Rheuma, Arthritis, Arthrose und anderen Entzündungskrankheiten. Ich hoffe, dass die Leser dieses Buchs den Empfehlungen folgen und eine Linderung ihres Entzündungsleidens erfahren, ohne Medikamente nehmen oder sich einer Operation unterziehen zu müssen. Außerdem hoffe ich, dass Sie Ihre Erfahrungen anderen mitteilen, auch Ärzten, sodass noch mehr Menschen davon profitieren können.

Michael T. Murray, N.D., August 2004

Danksagung

Es gibt immer besondere Menschen, die helfen, ein Buch zu veröffentlichen. Ich möchte gerne ein paar von ihnen danken.

Zuerst ein Dankeschön an Michael Murray, N.D., für seine Freundlichkeit und Unterstützung, seitdem ich zu dem wissenschaftlichen Team von Natural Factors hinzugekommen bin. Deane Parkes, meine langjährige Bekannte und verwandte Seele, du hast mich immer mit allem versorgt, was ich brauchte, um erfolgreich zu sein. Ich bin Dean und Lou Mosca dankbar dafür, dass sie in diesem Projekt zuerst an mich gedacht haben. Meine Herausgeberin Susan Girvan, ihr Fachwissen ist für die Verbesserung all meiner Bücher unbezahlbar. Und an meine Kinder Crystal, Kevin, Kyle und Caitlyn, die mich einen weiteren Sommer beim Schreiben eines Buches ertragen und unterstützt haben – jeder einzelne von euch ist ein Segen für mich.

Ein besonderer Dank geht an die Pioniere, Ärzte und Wissenschaftler im Bereich Immunologie, Rheumatologie und Schmerzbehandlung: ohne Sie würde es dieses Buch nicht geben.

Für alle Menschen mit Rheuma, Arthritis, Arthrose und Entzündungskrankheiten, die Schmerzen haben und leiden: ich widme Ihnen dieses Buch.

Die Entzündungs-Zusammenhänge

Rheuma, Arthritis, Arthrose, Gingivitis, Herzkrankheiten und Psoriasis sind Leiden, die ganz verschiedene Teile des Körpers befallen, dennoch haben sie alle eines gemeinsam: die Entzündung. Außerdem glaubt man heute, dass Entzündungen eine Rolle bei Dutzenden anderer Leiden, von Allergien über Asthma, Darmerkrankungen und Autoimmunstörungen wie Lupus und Makuladegeneration bis hin zum Gedächt-nisverlust spielen.

Entzündungen in Aktion

Eine Entzündung ist die erste Reaktion Ihres Immunsystems auf eine Infektion, und zwar eine sehr effiziente. Wenn ein Dorn die Haut an Ihrem Finger durchsticht, dabei Gewebe beschädigt und es Eindringlingen wie Bakterien ermöglicht, in Ihren Körper vorzustoßen, fängt Ihr Immunsystem sofort an zu arbeiten und sendet viele verschiedene Arten spezialisierter Zellen aus, von denen jede ihre eigene Wirkung hat. Mastzellen – spezialisierte Immunzellen – setzen Histamin und andere Immunbotenstoffe frei, die als Zytokine bekannt sind, um Ihren Körper auf das Problem aufmerksam zu machen.

Histamin verstärkt den Blutfluss zu dem verletzten Bereich, was Rötungen und Schwellungen fördert. Makrophagen (das bedeutet „große Fresszellen“), die vorwiegend im Bindegewebe und der Epidermis der Haut vorkommen, mischen sich dann in die Geschehnisse ein. Sie sondern ebenfalls Immunbotenstoffe ab, zerstören Bakterien und entfernen beschädigte Zellen. Weitere Immunzellen wandern zum betroffenen Bereich, verschärfen den Kampf, und wenn der Bereich gesäubert ist, kommen noch mehr Zellen herbei, um den Heilungsprozess in Gang zu setzen.

Der verletzte Bereich wird oft heiß und rot, schwillt an und schmerzt. Die Hitze wird durch den verstärkten Blutfluss in den verletzten Bereich erzeugt. Die Rötung tritt auf, weil der Kampf- und Reparaturprozess im Gange ist. Und der Bereich schwillt gewöhnlich wegen all der Flüssigkeit und Immunzellen an dieser Stelle an. Der Schmerz ist oft das erste Anzeichen einer Entzündung. Er stellt sicher, dass Sie die Verletzung bemerken und aufhören, den betroffenen Bereich weiter zu bewegen, um weitere Verletzungen zu verhindern.

Denken Sie an Ihren letzten Sonnenbrand: wie Ihre Haut sich heiß anfühlte, rot wurde, anschwoll und schmerzte. Erinnern Sie sich, wie Ihr Zahnfleisch sich entzündete, als Sie Ihre Zahnseide nicht richtig benutzten. Oder denken Sie an die Reaktion Ihres Körpers auf einen Insektenstich – das alles waren Anzeichen einer Entzündung, die Sie sehen konnten.

Entzündungen sind eine effiziente Möglichkeit, sicherzustellen, dass keine Eindringlinge in Ihren Körper gelangen und Schäden anrichten, aber wenn eine Entzündung schwach und chronisch ist, beschädigt die Armee Ihres Immunsystems gesundes Gewebe. Die Wissenschaftler erkennen immer mehr, dass dieser lebensrettende Prozess, der dazu dient, Bakterien, Viren und Parasiten zu bekämpfen, Krankheiten hervorruft, wenn er nicht kontrolliert wird.

Das führt zu der schmerzhaften und schädigenden Entzündung, die Gelenke, Organe, Arterien und andere Körpersysteme befällt. Die natürliche Heilung für Rheuma, Arthritis, Arthrose und andere Entzündungsleiden hilft Ihnen, eine natürliche Linderung des Entzündungsprozesses zu erreichen, der die mit so vielen häufigen Krankheiten verbundenen Schmerzen und Zerstörung verursacht, und den Schaden zu beheben.

Ursachen chronischer Entzündungen

Stress, Bakterien, Viren, Parasiten, Umweltgifte, bestimmte Lebensmittel (zum Beispiel Zucker), Rauchen, hohe Insulinspiegel im Blut und Übergewicht sind nur ein paar Faktoren, die eine Entzündung fördern. Die Tatsache, dass wir viel länger leben als unsere Vorfahren, trägt möglicherweise ebenfalls zu Entzündungen bei. Wenn wir älter werden, nimmt unsere Fähigkeit, den Entzündungsprozess zu beenden, oft ab.

LEBENSMITTEL, DIE ENTZÜNDUNGEN VERURSACHEN KÖNNEN

Die Lebensmittel, die Sie wählen, können entweder eine Entzündung fördern oder aber einer Entzündung vorbeugen. Lebensmittel, die Arachidonsäure enthalten, wie Eier, Innereien (Leber, Herz, Nieren), Rindfleisch und Milchprodukte, fördern eine Entzündung. Durch einen komplizierten Prozess spaltet der Körper die Arachidonsäure in entzündungsfördernde Verbindungen auf, wie Hormone, Prostaglandine und Leukotriene, welche die Entzündungsmechanismen steuern, die Blutgefäße zusammenziehen und die Blutgerinnung fördern.

Sehr intensiv gekochte oder mit hohen Temperaturen zubereitete Lebensmittel (wie Pommes Frites, stark gebackene oder gegrillte Lebensmittel, stark gebratenes Hühnchen) regen die Entzündungsreaktion an, da AGEs "Advanced Glycation Endproducts" produzieren, die der Körper als Eindringlinge behandelt.

Es können Konzentrationen erreicht werden, die vom Körper nicht mehr beseitigt werden können, ähnlich wie dies generell im fortgeschrittenem Alter der Fall ist.

Die AGEs werden produziert, wenn ein Protein an ein Glukosemolekül gebunden wird, was zu beschädigten, kreuzverbundenen Proteinen führt. Wenn der Körper versucht, diese AGEs zu zerstören, sondern die Immunzellen Entzündungszytokine aus. Viele Krankheiten, die wir für einen Teil der Alterung halten, werden von diesem Prozess verursacht. Je nachdem, wo die AGEs auftreten, können Rheuma, Arthritis, Arthrose, Herzkrankheiten, grauer Star, Gedächtnisverlust, faltige Haut oder Diabeteskomplikationen daraus resultieren, um nur ein paar zu nennen.

Was Sie tun können

Essen Sie täglich mindestens sechs Portionen Gemüse und eine Portion Obst. Diese Lebensmittel haben einen niedrigen glykämischen Index – was bedeutet, dass der Körper länger braucht, um sie in Blutglukose aufzuspalten – und sind die beste Wahl zur Reduzierung einer Entzündung (siehe Tabelle des glykämischen Indexes unten).

Die kohlenhydratreiche, proteinarme Standardnahrung, die wir zu uns nehmen, unterbricht die Fähigkeit unseres Körpers, den Blutzucker entsprechend zu regulieren. Sie zwingt unseren Körper, zu viel Insulin heraus zu pumpen, um die abnormal hohe Blutglukose zu reduzieren, und unser Körper wird resistent gegenüber der Wirkung von Insulin. Außerdem verstärken diese hohen Blutzuckerspiegel die Entzündung.

Lebensmittel mit einem niedrigen glykämischen Index beruhigen den Entzündungsprozess. Essen Sie mäßige Mengen artgerecht und biologisch aufgezogenes Hühnchen und reichlich Fisch. Essen Sie keine Margarine, kein Bratfett und keine stark verarbeiteten Öle aus dem Supermarkt. Meiden Sie alle Lebensmittel, die Transfette enthalten. Lesen Sie die Etiketten. Wenn Sie „teilweise gehärtet/hydriert“ oder „gehärtet/hydriert“ lesen, enthalten diese Lebensmittel Transfette, die Entzündungen fördern. Extra natives Olivenöl ist das sicherste Öl. Später werden Sie noch mehr über Öle lesen, die reich an essenziellen Fettsäuren sind. Vermeiden Sie alle Arten von verarbeiteten Lebensmitteln – sie sollten den Aufdruck „Vorsicht, Sie werden eine Entzündung bekommen, wenn Sie dies essen“ tragen.

Lebensmittel mit einem niedrigen glykämischen Index (GI): Ein mäßiger Konsum von Lebensmitteln mit einem niedrigeren glykämischen Index hilft, Entzündungen zu reduzieren, den Blutzucker auszugleichen, den Insulinbedarf zu senken, Körperfett zu reduzieren, den Blutdruck zu reduzieren, die Funktionsfähigkeit des Immunsystems zu verbessern, ein langes Leben zu fördern und ein allgemeines, verbessertes Wohlbefinden zu bieten. Das sind die Lebensmittel auf der Skala unten mit Werten von 60 oder darunter. (Die Werte sind Vergleichswerte, die mithilfe von Glukose als Referenz bestimmt werden.) Denken Sie einfach „natürlich, so wie Mutter Natur es vorgesehen hat“. Wählen Sie Lebensmittel, die vollwertig und nicht verarbeitet sind, die keinen Zucker oder falsche Fette enthalten, dafür reichlich Proteine, um Ihren Blutzuckerspiegel in einem gesunden Bereich und die Entzündung unter Kontrolle zu halten.

Lebensmittel	Glykämischer Index (GI)
Glukose	100
Kartoffeln, gebacken	98
Karotten, gekocht	92
Cornflakes	92
Weißer Reis, Instant	91
Honig	74
Brot, weiß	72
Kartoffelbrei	70
Zucker	65
Rote Bete	64
Rosinen	61
Haferflocken	55
Buchweizen	54

Bananen	53
Brauner Reis	50
Grapefruitsaft, ungesüßt	48
Vollkornbrot, Pumpernickel	46
Sojamilch	44
Roggenvollkornbrot	42
Vollkornnudeln	41
Äpfel	39
Vollkorn-Frühstücksgetreide	38
Tomaten	38
Joghurt, natur	38
Kichererbsen	36
Fettarme Milch	32
Erdbeeren	32
Pfirsiche	26
Kirschen	24
Stärkefreies Gemüse: Rucola, Spargel, Salat, Mangold, Broccoli, Avocados, Auberginen, Gurken, Blumenkohl, Grünkohl, Sellerie, Keimsprossen, Rosenkohl, Zucchini, Frühlingszwiebeln, Rhabarber, Rotkohl, Pilze	unter 20

Fleisch, Geflügel, Fisch, Eier, Fette und Öle sind nicht aufgeführt, da sie fast keine Kohlenhydrate enthalten. Das bedeutet zwar, dass sie Lebensmittel mit einem niedrigen glykämischen Index sind, aber denken Sie daran, dass Sie rotes Fleisch, Innereien und zu viele Eier vermeiden sollten, da sie Entzündungen fördern.

ZU VIEL ESSEN VERURSACHT ENTZÜNDUNGEN

Wir wissen, dass zu viel essen die Entzündungsreaktion fördert und das Immunsystem unterdrückt. Tests, die das „National Institute on Aging" durchgeführt hat, enthüllten, dass sich bei Tieren, denen 50 Prozent weniger Kalorien pro Tag gefüttert wurden, die Immunreaktion verbesserte, die Menge von Entzündungszytokinen im Kreislauf reduziert wurde, die Thymusgröße erhalten blieb und sich die Funktionsfähigkeit der entzündungsbekämpfenden T-Zellen verbesserte. Diese Studie beschäftigte sich mit einem höheren und niedrigeren Kalorienkonsum, es wurde jedoch nicht zwischen den verschiedenen Kalorienarten unterschieden.

Eine schwere, auf rotem Fleisch basierende Ernährung oder große Mengen mit Zucker beladener Lebensmittel haben definitiv eine negative Wirkung auf die Immunfunktion und fördern die Entzündung, wogegen die Kalorien in der Form von Obst, Gemüse, Hülsenfrüchten, Nüssen und Samenkernen die Immunität verbessern.

Egal, welche Lebensmittel Sie wählen, ein mäßiger Konsum ist sowohl was die tägliche Gesamtmenge als auch die Menge, die auf einmal verzehrt wird, betrifft, der Schlüssel. Generell betrachtet man fünf oder sechs kleine Mahlzeiten (aus den richtigen Lebensmitteln) als gesünder als den Verzehr weniger großer Mahlzeiten.

FETTZELLEN VERSTÄRKEN DIE ENTZÜNDUNG

Es ist bekannt, dass schon 20 Pfund zu viel im menschlichen Körper reichlich Entzündungen verursachen und die allgemeine Immunität verringern können. Die Gewichtskontrolle ist ein wichtiger Aspekt beim Erhalt eines ausgeglichenen Immunsystems und der Kontrolle der Entzündungen. Mehr als die Hälfte aller Erwachsenen hat Übergewicht oder ist fettleibig. In den letzten 25 Jahren sind die Fälle von Fettleibigkeit dramatisch angestiegen.

Das belastet die Gesundheitssysteme enorm und wird zu einem starken Anstieg von Entzündungskrankheiten führen. Fettzellen arbeiten wie Immunzellen und sondern Entzündungsfaktoren (Histamine und Zytokine) ab, besonders während der Gewichtszunahme. Je mehr Fettzellen Sie haben, desto höher ist das Potenzial für eine Entzündung.

Eine Gewichtszunahme ist auch eine extreme Belastung für Ihre Gelenke. Pro 10 zugenommenen Pfund wird 50 oder mehr Pfund zusätzlicher Druck auf Hüfte und Knie ausgeübt, was den Knorpel und das Kollagen zusammendrückt, die Knochen zerreibt und Schäden sowie die Entzündungsreaktion fördert.

SCHLECHTER SCHLAF VERURSACHT ENTZÜNDUNGEN

Bei Menschen, die an Schlaflosigkeit leiden, werden mehr Entzündungszytokine abgesondert als bei denjenigen, die gut schlafen. Im Schlaf regeneriert sich der Körper und das Immunsystem beruhigt sich. Ein Mangel an erholsamem Schlaf fördert Entzündungen. Menschen mit rheumatoider Arthritis oder anderen Autoimmunstörungen wissen das, denn der Schlafmangel aufgrund der mit ihrem Leiden verbundenen Schmerzen fördert ein weiteres Aufflackern und noch mehr Schmerzen.

Bis zu 33 Prozent der Bevölkerung leiden an chronischen Schmerzen, die mehr Menschen behindern als Krebs und Herzkrankheiten zusammen. Die verlorenen Arbeitstage, das Krankengeld und die medizinischen Ausgaben, die mit chronischen Schmerzen verbundenen sind, eskalieren. Ausreichend Ruhe ist grundlegend zur Bekämpfung einer Entzündung. Es sollten natürliche Schlafhilfen verwendet werden, um den Schlaf zu verbessern und die Entzündungsreaktion zu beruhigen.

Schlüsselwirkstoffe von Entzündungen und Krankheiten

Ein unkontrolliert laufendes Immunsystem kann eine Vielzahl lähmender Leiden fördern. Was können Sie tun, um sich vor potenziellen Schäden zu schützen? Welche Schlüsselbotenstoffe des Immunsystems fördern Entzündungen und wie tragen diese Botenstoffe zu Krankheiten wie Alzheimer, Herzkrankheiten und mehr bei?

Alle Zellen des Immunsystems senden chemische Signale aus, die anderen Immunzellen sagen, wohin sie gehen und was sie tun sollen. Um den Entzündungsprozess zu steuern oder umzukehren, müssen wir die Absonderung einiger dieser Chemikalien kontrollieren. In diesem Buch finden Sie Informationen darüber, wie die Wirkungen einiger der häufigsten krankheitsfördernden Entzündungs-Immunfaktoren bestimmte Störungen verursachen und wie man sie aufhalten kann.

Histamin ist eine Chemikalie, die in vielen Körperzellen vorkommt, reichliche Mengen davon sind jedoch in den Mastzellen des Bindegewebes (Muskeln, Sehnen, Bändern und Fascia) enthalten. Es wird als Reaktion auf eine Verletzung oder Invasion freigesetzt und führt dazu, dass die Blutgefäße sich weit öffnen, was Schmerzen und die bei allergischen Reaktionen auftretende laufende Nase fördert. Histamin erhöht auch die Durchlässigkeit der Blutgefäße.

Interleukin-1 (IL-1) ist ein Zytokin, das Fieber oder Wärme im Körper herbeiführt. Fieber hilft dem Körper, eine virale oder bakterielle Infektion zu bekämpfen.

Makrophagen, die riesigen Fresszellen des Immunsystems, sondern das meiste IL-1 ab. Dieser Stoff sagt anderen Immunzellen, dass sie sich am Kampf beteiligen sollen. IL-1 ist mit vielen Entzündungsleiden verbunden, speziell Rheuma, Arthritis, Arthrose und Alzheimer. Es zerstört auch Kollagen und Bindegewebe.

Interleukin-6 (IL-6) wird ebenfalls von Makrophagen und anderen Immunzellen abgesondert. Es sagt dem Immunsystem, es solle Antikörper produzieren, sodass das Immunsystem, wenn die gleichen Bakterien oder Viren erneut in den Körper eindringen, sofort in der Lage ist, sie zu töten. Eine abnormale Produktion von IL-6 ist mit Autoimmunstörungen und allergischen Leiden verbunden. Psoriasis ist eines der Leiden, bei denen IL-6 die Hautzellen dazu bringt, sich abnormal zu reproduzieren. Wird es im Überschuss produziert, fördert IL-6 auch Schmerzen und Entzündungen und verursacht die Produktion von Antikörpern, Autoantikörper genannt, die das eigene Gewebe, die Organe und die Gelenke des Körpers angreifen können. Wir können das bei Lupus, Morbus Crohn, Diabetes Typ 1, rheumatoider Arthritis und mehr sehen. IL-6 fördert auch den Kalziumverlust der Knochen, was das Osteoporoserisiko erhöht.

Tumornekrosefaktor (TNF) wird von Makrophagen abgesondert und führt Fieber und Entzündungen herbei.

Antikörper werden von spezialisierten Zellen produziert, um sicherzustellen, dass das Immunsystem bereit ist, wenn wir einem Virus oder Bakterium zum zweiten Mal ausgesetzt sind. Ein paar davon findet man in unseren Tränen, dem Schweiß und dem Speichel. Bestimmte Antikörper fördern allergische Reaktionen, indem sie die Freisetzung großer Mengen Histamin verursachen, andere hüllen die Eindringlinge ein, um sie zu zerstören und wieder andere Antikörper verschlingen Bakterien.

Prostaglandine sind hormonähnliche, fettige Substanzen (Lipide), die gebildet werden, wenn Arachidonsäure aufgespalten wird. Prostaglandine und Entzündungen gehen Hand in Hand, da sie Schmerzen, Schwellungen und Rötungen fördern. Cyclooxygenasen, auch bekannt als die Enzyme Cox-1 und Cox-2, helfen, Prostaglandine herzustellen. Die von den Cox-2-Enzymen hergestellten Prostaglandine sind entzündungsfördernd und machen die Auswirkungen von Histamin viel schlimmer, da sie die Schmerzen verstärken. Im Gegensatz dazu sind Cox-1-Enzyme heilend.

C-reaktives Protein ist eine Substanz, die während einer Entzündungsreaktion von der Leber produziert wird. Dr. Paul Ridker, Kardiologe am Brigham and Women's Hospital, ist der Wissenschaftler, der entdeckte, dass Menschen mit erhöhten Spiegeln von C-reaktivem Protein (CRP) ein höheres Herzinfarktrisiko haben. Tatsächlich ist das Herzinfarkt- und Schlaganfallrisiko der Menschen mit CRP-Spiegeln über 3,0 mg/l dreimal höher als das der Menschen mit Werten unter 0,5 mg/l.

Bitten Sie Ihren Arzt, einen CRP-Bluttest durchzuführen, um Entzündungen zu erkennen. Wenn Sie einen CRP-Wert über 3,0 mg/l haben, sollten Sie die Entzündungsquelle in Ihrem Körper schnell lokalisieren und behandeln.

- Optimal: unter 0,5 mg/l bis 1,0 mg/l
- Sollte überwacht werden: zwischen 1,0 mg/l und 3,0 mg/l
- Deutet auf eine hochgradige Infektion hin: über 3,0 mg/l

Sie sollten mit Ihrem Arzt die Überwachung von Entzündungsmarkern, speziell CRP, diskutieren, um den Grad von Entzündungen in Ihrem Körper zu bestimmen und Maßnahmen ergreifen zu können, um diese zu verringern oder zu eliminieren. Diese Schritte sind der Schlüssel zum Schutz Ihrer Gesundheit – die Forschung hat Entzündungen mit einer großen Vielzahl von Störungen in Verbindung gebracht.

ENTZÜNDUNGSWIRKSTOFFE UND KRANKHEITEN

Herzkrankheiten

Man geht davon aus, dass Herzkrankheiten, besonders verstopfte Arterien, durch zu viel LDL (schlechtes Cholesterin) verursacht werden, das an den Arterienwänden kleben bleibt. Aber die Hälfte der Menschen, die einen Herzinfarkt erleiden, hat normale Cholesterinspiegel. Die Physician's Health Study, die sich mit den CRP-Spiegeln von 22.000 gesunden Männern und ihrem Risiko für Herzkrankheiten beschäftigte, ergab eine direkte Korrelation zwischen Entzündungen und Herzkrankheiten.

Wie kann das sein?

Im Fall von Herzkrankheiten und Entzündungen haben die Wissenschaftler gelernt, dass selbst bei Menschen mit normalen Cholesterinspiegeln im Blut das Cholesterin gelegentlich einen Weg in die Auskleidung der Arterien findet und dort als Plaque eingebettet wird. (Menschen mit hohen Cholesterinspiegeln im Blut haben hierfür ein höheres Risiko). Wenn dies geschieht, werden Makrophagen und andere Immunzellen auf die fremde Substanz (die Plaque) aufmerksam gemacht und eilen herbei, um die Plaque zu entfernen. Diese Zellen bombardieren die betroffene Stelle, und die Cholesterinplaque wird von der Arterienwand abgesprengt. Wenn die Plaque sich vergrößert, erzeugt sie eine Blockade – aus der ein Herzinfarkt oder Schlaganfall resultiert.

Frauen, die sich einer Hormonersatztherapie unterziehen, müssen besonders vorsichtig sein, da Östrogen Entzündungen verstärkt und CRP erhöht, was das Risiko für einen Herzinfarkt und ganz besonders einen Schlaganfall erhöht.

Krebs

Hohe Spiegel von CRP im Blut sind auch mit einem erhöhten

Risiko für bestimmte Krebsarten verbunden. Eine Studie, die im „Journal of the American Medical Association" veröffentlicht wurde, ergab, dass die Menschen mit den höchsten CRP-Spiegeln ein dreifach höheres Risiko hatten, Darmkrebs zu entwickeln, als diejenigen mit den niedrigsten CRP-Werten.

Makuladegeneration

Entzündungen sind auch an der Förderung einer Makuladegeneration im Auge beteiligt, der führenden Ursache von Blindheit bei älteren Menschen. Bei denjenigen, die die schwerste Form der Makuladegeneration entwickeln, findet man hohe CRP-Spiegel.

Diabetes Typ 2

Große Mengen IL-6 und CRP sind gute Prädiktoren für die Entwicklung von Diabetes Typ 2. Die Menschen mit den höchsten Spiegeln von IL-6 im Blut, hatten ein mehr als doppelt so hohes Risiko, Diabetes Typ 2 zu entwickeln, und diejenigen mit den höchsten CRP-Spiegeln im Blut, hatten ein mehr als viermal höheres Risiko für Diabetes Typ 2, als diejenigen mit den niedrigsten Spiegeln dieses Entzündungsmarkers.

Alzheimer-Krankheit

Neue Forschungsarbeiten zeigen, dass ein überaktives Immunsystem eine große Rolle bei der Auslösung von Entzündungen des zentralen Nervensystems und der Zerstörung von Neuronen spielt (Neuronen senden und empfangen Signale im Gehirn) und einen Gedächtnisverlust sowie die Alzheimer-Krankheit fördert.

Unser Gehirn enthält eine einzigartige Immunzelle namens Mikrogliazelle, die wie eine Makrophage (der „große Fresser" des körpereigenen Immunsystems) wirkt. Diese Mikrogliazellen des Gehirns setzen entzündungsfördernde Immunbotenstoffe frei, wie IL-1 und IL-6. Experimentelle Tierstudien und klinische Versuche an Menschen haben gezeigt, dass diese entzündungsfördernden Immunfaktoren in an Alzheimer erkrankten Gehirnen die Zerstörung von Neuronen fördern. In bestimmten Tierstudien wurde die Zerstörung der Neuronen gestoppt als IL-1 und IL-6 blockiert wurden.

Konventionelle Behandlungsmethoden für Entzündungen

Momentan laufen Forschungsarbeiten mit Medikamenten, die den Entzündungsprozess hemmen, anstatt nur die Symptome zu überdecken. Ziel ist, unter anderem die entzündungsfördernden Immunzytokine, wie Interleukin-1 (IL-1), Interleukin-6 (IL-6), Prostaglandine und Histamin zu regulieren. Carl Germano und William Cabot stellen in ihrem Buch „Nature's Pain Killers" fest, dass „IL-1 direkt für die Zerstörung von Kollagen und anderem Bindegewebe verantwortlich ist und die Produktion von entzündungsförderndem Prostaglandin sowie die Erweiterung der Blutgefäße erhöht – alles Dinge, die Schmerzen verursachen. IL-6 ist ein wirkungsstarker entzündungsfördernder Faktor, der zu den Symptomen Dutzender Entzündungsleiden, wie rheumatoider Arthritis, führt".

Schlechte Prostaglandine verursachen auch Schmerzen. Sie werden von Enzymen namens Cox hergestellt. Die Cox-2-Enzyme erzeugen eine Entzündung, die Schmerzen verursacht. Ziel der Prävention von Entzündungen ist, die Freisetzung von Immunbotenstoffen, die gesunde Zellen und Gewebe angreifen, zu stoppen oder zu kontrollieren.

Bisher war das Ziel der konventionellen Medikation zur Behandlung von Entzündungsleiden hauptsächlich die Kontrolle der Schmerzen, wobei die Resultate gemischt waren.

DIE GEFAHREN VON SCHMERZMITTELN

Viele Millionen Euro werden für frei verkäufliche Schmerzmittel ausgegeben. Paracetamol (Acetaminophen) ist der am häufigsten verwendete Schmerzkiller, gefolgt von nicht-steroidalen Entzündungshemmern (NSAIDs) wie Ibuprofen, Naproxen und Aspirin. Für die Behandlung der Symptome von Rheuma, Arthritis und Arthrose werden mehr Schmerzmedikamente gekauft als für alle anderen Störungen.

Trotz der Popularität der verschiedenen Schmerzmedikamente ist ihre Sicherheit nicht garantiert. Eine unbeabsichtigte Überdosierung von Acetaminophen ist sehr häufig. Patienten mit starken Schmerzen geraten leicht in Versuchung, zu viele Tabletten zu nehmen. Die Dosierungsanweisungen müssen sorgfältig befolgt werden.

Wird es in höheren als den empfohlenen Dosen eingenommen, verursacht Acetaminophen Leberschäden, besonders wenn es mit Alkohol kombiniert wird. Eine Überdosierung von Acetaminophen ist die Hauptursache eines akuten Leberversagens und verursacht zehn Prozent aller Fälle von Nierenversagen. Die meisten Menschen realisieren nicht, dass sie sich ein tödliches Gebräu mischen, wenn sie Alkohol (und seien es auch nur ein paar Drinks) mit Acetaminophen kombinieren, aber eine Lebertoxizität kann auch schon auftreten, wenn man nur zwei Extradosen pro Tag in Kombination mit alkoholischen Getränken nimmt.

Die langfristige Einnahme von NSAIDs verursacht jährlich tausende von Todesfällen. Außerdem werden viele weitere Menschen jedes Jahr in eine Klinik eingewiesen, die an den Nebenwirkungen der NSAIDs leiden. Zu den Nebenwirkungen gehören Beschwerden im Magen-Darm-Trakt (Blutungen, Übelkeit und Erbrechen), Leberschäden, Magengeschwüre, allergische Reaktionen, eine Unterdrückung des Immunsystems, geistige Verwirrung,

Herzversagen und Nierenschäden.

Nachteilige Wechselwirkungen mit anderen Medikamenten sind häufig, und bei einigen NSAIDs kann auch eine Toxizität im zentralen Nervensystem auftreten. Patienten, die Kortikosteroide und NSAIDs zusammen nehmen, haben ein 15-mal höheres Risiko für Magengeschwüre als diejenigen, die keine Medikamente nehmen. Das „New England Journal of Medicine" berichtete, dass NSAIDs die Ursache von 15 Prozent aller durch Medikamente verursachten Fälle von Nierenversagen sind.

NSAIDs und Gelenkzerstörung

Es gibt auch Beweise, dass NSAIDs weitere Gelenkschäden fördern können. Eine Studie, die in „The Lancet" veröffentlicht wurde, ergab, dass NSAIDs zur Zerstörung des Knorpels beitragen. NSAIDs können eine Gelenkzerstörung verursachen. Lorna hat vor einigen Jahren in ihrem Newsletter „Healthy Immunity" von einer Studie berichtet, in der 294 Röntgenbilder der Hüfte untersucht wurden. Sie hatte ergeben, dass die Hüftgelenke der Patienten, die NSAIDs genommen hatten, stärker zerstört waren als die Hüftgelenke der Patienten, die keine NSAIDs genommen hatten.

Jetzt deutet eine neue Tierstudie, die in „The Journal of Bone and Mineral Research" veröffentlicht wurde, darauf hin, dass die Reparatur der Knochen möglicherweise durch NSAIDs verlangsamt wird. Forscher der Universität für Medizin und Zahnmedizin in New Jersey gaben 253 Ratten mit gebrochenen Knochen entweder Vioxx, Celebrex, Indomethacin oder kein Medikament. Die Ratten, die Vioxx oder Celebrex erhielten, brauchten mehr als zwei Monate, bis sie vollständig geheilt waren, und der neue Knochen, der sich gebildet hatte, hatte eine geschwächte Außenwand.

Neben den Bedenken bezüglich Gelenkschäden ist Celebrex, eine neuere Art von NSAIDs, die als viel sicherer als die früheren Versionen gepriesen wird, tatsächlich vielleicht doch nicht so sicher. Forschungsarbeiten, die am medizinischen Zentrum der Universität von Pennsylvania durchgeführt wurden, haben ergeben, dass Celebrex das Herzinfarkt- und/oder Schlaganfallrisiko erhöhen könnte. Celebrex ist ein Sulfa-Medikament wie einige Antibiotika und orale Diabetesmedikamente, und Menschen mit Sulfa-Allergien müssen es meiden. Etwa fünf Prozent der Bevölkerung leiden an Sulfa-Allergien.

Celebrex, das viel teurer ist als die herkömmlichen Arthritismedikamente, ist, was die gesamten unerwünschten Nebenwirkungen im Magen-Darm-Trakt betrifft, möglicherweise nicht besser als die früheren NSAIDs. Auf der Basis von Resultaten aus einem großen klinischen Versuch haben Forscher herausgefunden, dass es viel wahrscheinlicher ist als man bisher dachte, dass die Patienten, die Celebrex einnehmen, Probleme mit Geschwüren bekommen. In diesem Versuch wurden Patienten, die Celebrex nahmen, mit Patienten verglichen, die Ibuprofen und Voltaren (auch bekannt als Diclofenac) nahmen. Die Resultate zeigten, dass es tatsächlich keinen Unterschied zwischen den drei Medikamenten gibt, was die Magen-Darm-Erkrankungen angeht.

Viele Arthritispatienten, die Celebrex nehmen, haben festgestellt, dass die Magen-Darm-Probleme, die sie mit den NSAIDs hatten, auch auftreten wenn sie Celebrex nehmen. Dr. Simon Huang, ein Rheumatologe aus Vancouver, der lokale klinische Versuche mit Celebrex durchgeführt hat, hat herausgefunden, dass „Celebrex zwar die Geschwüre im oberen Magen-Darm-Trakt reduziert, die Wirkungen auf den unteren Magen-Darm-Trakt jedoch nicht bekannt sind“. Im Juli 2002 gab Health Canada eine Warnung für Celebrex heraus. Zehn Todesfälle und mehr als 70 Fälle schwerer Magen-Darm-Blutungen sind in den letzten drei Jahren bei Kanadiern aufgetreten, die Celebrex nahmen.

Tausende von Patienten waren von Vioxx betroffen

Vioxx, ein Arthritismedikament, das aus Sicherheitsgründen 2004 freiwillig zurückgezogen wurde, da es ein hohes Risiko für Herzkrankheiten verursachte, hat nach Schätzungen unnötig Tausende von Patienten getötet.

Vioxx, auch Rofecoxib genannt, wurde Hunderttausenden von Patienten verschrieben. Es wurde Ende September vom Markt genommen, nachdem ein dreijähriger Versuch es mit einem erhöhten Risiko für Herzkrankheiten und damit verbundenen Todesfällen in Verbindung gebracht hatte.

Die online am 25. Januar 2005 vom Lancet Medical Journal veröffentlichte Studie analysierte Daten von 1,4 Millionen Kaliforniern, die verschiedene Arten nicht-steroidaler entzündungshemmender Medikamente (NSAIDs) nahmen. Darunter auch 27.000 Patienten, die Vioxx nahmen, das zu der bereits erwähnten Familie der Cox-2-Hemmer gehört.

Insgesamt 40.000 nahmen einen weiteren Cox-2-Hemmer, Celebrex, während andere Ibuprofen oder Naproxen nahmen.

Die Forscher unter der Leitung von David Graham vom Büro für Medikamentensicherheit der US-amerikanischen Bundesbehörde zur Überwachung von Nahrungs- und Arzneimitteln fanden heraus, dass 8.143 Probanden zwischen 1999 und letztem September an ernsthaften Herzproblemen gelitten hatten. Davon waren 1.508 plötzlich an einem Herzproblem gestorben. Die Probanden, die Vioxx erhalten hatten, hatten eine um 34 Prozent höhere Wahrscheinlichkeit für eine Herzkrankheit als die Patienten, die eines der anderen Medikamente erhalten hatten. Bei denjenigen, die eine Standarddosis Vioxx genommen hatten, traten 1,6-mal häufiger Herzkrankheiten auf. Bei Patienten mit hohen Dosen war das Risiko 3,6-mal höher.

Die Studie ergab auch, dass die Probanden, die Naproxen genommen hatten, ein um 14 Prozent höheres Risiko für Herzkrankheiten hatten als diejenigen, die andere Schmerzmittel erhalten hatten. Das war eine Überraschung, da frühere Studien darauf hin gedeutet hatten, dass Naproxen vor Herzkrankheiten schützt. Dr. Graham sagte: „In der Zeit, in der Rofecoxib auf dem Markt war, traten in den USA schätzungsweise 88.000 bis 140.000 Fälle schwerer koronarer Herzkrankheiten auf, in Europa wurden viele Tausend Fälle berichtet.

Die nationalen US-amerikanischen Schätzungen der Rate der tödlichen Fälle (tödliche Herzinfarkte plus plötzliche Herztode) betrugen 44 Prozent, was darauf hindeutet, dass viele der überflüssigen Fälle, für die Rofecoxib verantwortlich war, tödlich endeten.

WEITERE PROBLEME MIT CELEBREX

Die Regulierungsbehörde für Medikamente und Gesundheitspflegeprodukte (Medicines and Healthcare products Regulatory Agency, MHRA) weiß, dass die neuen Daten aus dem klinischen Versuch in den USA auf ein erhöhtes Herz-Kreislauf-Risiko (einschließlich Herzinfarkte und Schlaganfälle) bei der Behandlung mit Celecoxib (Celebrex) hindeuten. Aber die MHRA hat die Daten aus dem fraglichen klinischen Versuch noch nicht erhalten und nur Zugriff auf die Informationen auf der öffentlichen Domain.

NEUE RATSCHLÄGE FÜR PATIENTEN, DIE CELECOXIB (CELEBREX) NEHMEN

Patienten, die mit einem Cox-2-Hemmer behandelt werden und ischämische Herzkrankheiten oder eine zerebrovaskuläre Krankheit haben, sollten auf alternative (nicht Cox-2-selektive) Behandlungsmethoden umgestellt werden, sobald das ohne Probleme möglich ist.

Bei allen Patienten sollten die alternativen Behandlungsmethoden im Hinblick auf eine individuelle Beurteilung des Risikos und des Nutzens von Cox-2-Hemmern betrachtet werden, besonders in Bezug auf Herz-Kreislauf-, Magen-Darm- und andere Risikofaktoren.

Die verschreibenden Ärzte werden daran erinnert, dass bei allen NSAIDs (ein-schließlich der Cox-2-Hemmer) die niedrigste effektive Dosis verwendet werden sollte, und diese auch nicht länger als unbedingt erforderlich.

Bei Patienten, die auf chronische nicht-selektive NSAIDs umgestellt werden, sollte auf die mögliche Notwendigkeit einer Magen schützenden Behandlung geachtet werden.

Am 17. Dezember 2004 gab Pfizer vor dem Hintergrund einer Studie, die enthüllt hatte, dass die Patienten, die an einem klinischen Versuch teilgenommen und 400 bis 800 Milligramm Celebrex erhalten hatten, 2,5-mal häufiger einen Herzinfarkt oder Schlaganfall erlitten als die Patienten, die ein Placebo erhalten hatten, eine öffentliche Celebrex-Warnung heraus. Ursprünglich war die Studie dazu gedacht, die Auswirkungen der Anwendung von Celebrex bei Krebspatienten zu untersuchen. Das Nationale Krebsinstitut stoppte diesen klinischen Versuch, nachdem vorläufige Resultate dieses erhöhte Risiko in Verbindung mit der Einnahme von Celebrex ergeben hatten.

Trotz dieser ernsten Celebrex-Warnung teilte Pfizer mit, es sei keine Rückrufaktion für Celebrex geplant. Statt dessen nahm Pfizer mit der Aussage Stellung, dass sie in Bezug auf die Wahrhaftigkeit dieser Celebrex-Warnung „sofort Maßnahmen ergreifen werden, um die Resultate vollständig zu verstehen und den Regulierungsbehörden, Ärzten und Patienten auf der ganzen Welt schnell neue Informationen zukommen zu lassen". Diese neue Celebrex-Warnung ist das Resultat vorläufiger Beweise aus zwei langfristigen Krebsversuchen. In dem zweiten Versucht hatten die Patienten 400 Milligramm Celebrex erhalten. Bis heute haben die Resultate dieses zweiten Versuchs keine Anzeichen dafür ergeben, dass die Patienten ein erhöhtes Risiko für die Entwicklung nachteiliger Herz-Kreislauf-Reaktionen haben.

Vioxx wurde freiwillig vom Markt genommen, nachdem klinische Versuche gezeigt hatten, dass die Patienten, die Vioxx genommen hatten, doppelt so häufig einen Herzinfarkt oder Schlaganfall erlitten als die Patienten, die ein Placebo genommen hatten. Vor dem Hintergrund der Celebrex-Warnung könnte sich Celebrex als noch schädlicher für die Herz-Kreislauf-Gesundheit erweisen als Vioxx.

Natürliche Heilmittel, um die Entzündung zu stoppen

Viele Nährstoffe stoppen die Wirkung von Entzündungszytokinen und Prostaglandinen ohne die mit Medikamenten verbundenen Nebenwirkungen. Sie sollten als ausgezeichnete entzündungshemmende Wirkstoffe betrachtet werden. Zu diesen gehören Boswelliaextrakte (Weihrauch), Celadrin, Curcumin, Fischöl und Vitamine. Nachfolgend finden Sie in alphabetischer Reihenfolge eine allgemeine Beschreibung dieser Wirkstoffe.

Spezielle Empfehlungen für Entzündungskrankheiten finden Sie in der Reihenfolge ihrer Bedeutung im nächsten Abschnitt unter „Rezepte für die Gesundheit".

BOSWELLIA

Boswellia, ein Extrakt aus dem Weihrauch-Baum Boswellia serrata, wurde umfangreich am Menschen untersucht und hat nachweislich mehrere starke entzündungshemmende Wirkungen. Er hemmt die Entzündungsfaktoren und den Cox-Enzympfad und reduziert so entzündungsfördernde Prostaglandine. Er wirkt auch als Analgetikum und kann die Zirkulation zu beschädigten Gelenken und entzündetem Gewebe verbessern. In einer Studie verringerten sich bei 70 Prozent der Patienten mit rheumatoider Arthritis die Schmerzen und die Steifheit. Um dieses Resultat zu bestätigen, gaben die Forscher 17 der behandelten Patienten, die Boswellia erhielten, statt dessen eine Placebopille und ihre Symptome kehrten zurück.

CELADRIN

Eines der neuesten, wirksamsten natürlichen entzündungshemmenden Produkte ist Celadrin, eine patentierte Mischung spezieller Fettsäuren. Celadrin ist als Nahrungsergänzung und als Creme erhältlich. Sowohl Menschen als auch Tiere haben in Bezug auf reduzierte Schmerzen und Schwellungen, einen vergrößerten Bewegungsbereich und eine Reduzierung der Entzündungsfaktoren durch die Anwendung von Celadrin bemerkenswerte Verbesserungen aufgewiesen.

Die Resultate einer doppelblinden, placebokontrollierten multizentrischen Anwendung (das ist der wissenschaftlich am meisten geschätzte Typ), die im Journal of Rheumatology veröffentlicht wurden, ergaben, dass Celadrin, oral genommen, Gelenk- und Mobilitätsprobleme verbesserte. 64 Patienten im Alter zwischen 37 und 77 Jahren erhielten Celadrin-Kapseln. Sie wurden zu Beginn, nach 30 Tagen und am Ende der 68-tägigen Studie beurteilt. Im Vergleich zu denjenigen, die ein Placebo erhalten hatten, hatten die Probanden, die Celadrin genommen hatten, mehr Flexibilität und weniger Schmerzen und konnten längere Strecken laufen als die Placebogruppe.

Eine Anekdote ist, dass Tony Gwynn, achtfacher National League Titelgewinner, auf Celadrin vertraute, um 20 Jahre Baseballschäden in seinen Knien zu beheben, und Danny Milsap, eine 84 Jahre alte Softballlegende Celadrin verwendet, um ihn im Spiel zu halten. Außerdem hat Derek Boosey, Goldmedaillengewinner bei den olympischen Spielen im Dreisprung in der Altersklasse 55- bis 60-Jährige Celadrin oral und äußerlich angewandt, um seine Knieschmerzen auszuschalten. Er beobachtete auch, dass seine schlechten Cholesterinspiegel zurückgingen und gleichzeitig seine guten Cholesterinspiegel anstiegen; sein CRP-Wert beträgt 0,13 mg/dl.

Entzündungshemmende Creme

Eine Forschungsarbeit über die Wirksamkeit der Celadrin-Creme, die an der Universität von Connecticut durchgeführt wurde, umfasste 42 Patienten mit Arthrose im Knie. Die Probanden erhielten entweder Celadrin oder eine Placebo-Creme, die äußerlich aufgetragen wurden. Sie wurden vor Auftragen der Creme, 30 Minuten danach und dann noch einmal nach dem Behandlungszeitraum von 30 Tagen, in dem die Creme zweimal täglich, morgens und abends, aufgetragen wurde, beurteilt. Die Forscher bewerteten die körperliche Funktionsfähigkeit, die Körperhaltung, die Schmerzen und den Bewegungsbereich. Der Test der körperlichen Funktionsfähigkeit beinhaltete eine Messung der Zeit, die der Patient brauchte, um von einem Stuhl aufzustehen und loszugehen, das Treppensteigen, die Muskelkraft und -ausdauer sowie die Mobilität der Knie.

Die Gruppe, die Celadrin erhalten hatte, hatte herausragende Resultate, wie verringerte Schmerzen und Steifheit, besseres Gleichgewicht und mehr Kraft sowie eine verbesserte Mobilität. Am interessantesten dabei war, dass die Patienten schon 30 Minuten nach Auftragen von Celadrin eine dramatische Verbesserung aller getesteten Aspekte zeigten. (Es wurde kein Unterschied bei der Fähigkeit, das Bein auszustrecken, zwischen den Gruppen festgestellt). Die Resultate der Studie wurden in „The Journal of Rheumatology" vom August 2002 veröffentlicht. Als Erweiterung der ersten Studie mit Celadrin-Creme wurde eine weitere Studie durchgeführt, die die frühere Forschung mit Verbesserungen bei der Mobilität von Ellenbogen, Handgelenken und Knien sowie einer bedeutenden Verringerung der Schmerzen bestätigte.

Bei den Probanden, die sowohl die orale Form von Celadrin als auch die Creme genommen hatten, zeigte sich eine noch schnellere Verbesserung der Schmerzen, der Schwellungen und der Mobilität als bei der Anwendung der Creme alleine.

Celadrin-Creme und Psoriasis: Eine weitere placebokontrollierte Doppelblindstudie wurde mit Celadrin-Creme zur Behandlung von Psoriasis über einen Zeitraum von 14 Tagen durchgeführt. Die Patienten wurden gebeten, die Creme zweimal täglich auf den betroffenen Bereich aufzutragen. Die anfängliche Schwere von Hautschuppen, Flecken, Rötungen, Trockenheit, Rissen und Hauterhöhungen wurde aufgezeichnet. Nach 7 bzw. 14 Tagen suchte jeder Patient einen Dermatologen auf, der die Verbesserung der Haut beurteilte. Jeder Patient hatte auf Basis der Liker-Skala mit 6 Punkten (0 = keine Verbesserung, 5 = bedeutende Verbesserung) eine Verbesserung von einem Wert von 2. Diese kleine Pilotstudie ergab, dass sich das Psoriasisleiden derjenigen, die Celadrin-Creme aufgetragen hatten, messbar verbessert hatte. Berichte von Patienten, die Celadrin nehmen, haben in einem anderen Bereich der Hautheilung Interesse geweckt. Derzeit ist eine Studie am Laufen, die sich mit der Wirkung von Celadrin bei der Reduzierung von Falten in der Haut beschäftigt. Durch die Beruhigung der Haut und das Stoppen der Entzündung – die die Auswirkungen der Alterung fördert – können wir feine Linien und Falten reduzieren.

Wie Celadrin wirkt

Celadrin wirkt ähnlich wie die essenziellen Fettsäuren EPA und DHA aus Fischölen, aber wesentlich dramatischer. Fettsäuren bieten viele lebenswichtige hilfreiche Wirkungen auf das Immunsystem und die Entzündungsreaktionen im Körper. Verschiedene Fettsäuren führen Veränderungen in den Zellmembranen und bei der Reaktion von Membranen auf bestimmte Immunfaktoren herbei. Sie spielen auch eine Rolle bei der Unterdrückung von entzündlichen Zellfunktionen, der Reduzierung des Knorpelzerfalls (was den Zelltod auslöst) und, wie NSAIDs, der Reduzierung der Entzündungsaktivitäten des COX-2-Enzyms.

Celadrin ist kein Ersatz für EPA und DHA aus Fischölen, aber eine wirkungsvolle Zugabe zur Verbesserung der Entzündungsreaktionen des Körpers.

Die veresterten Fettsäuren (das heißt sie sind stabil und reagieren nicht mit Sauerstoff), die in Celadrin enthalten sind, haben ausgeprägte entzündungshemmende Wirkungen, wie die Hemmung einer Entzündung der Endothelzellen (dünnen Zellen, die das Innere einiger Körperhöhlen auskleiden) und die Verringerung der entzündungsfördernden Wirkungen anderer Fettsäuren wie Arachidonsäure. Die speziellen Fettsäuren, die in Celadrin enthalten sind, können nachweislich auch die Produktion des negativen Immunfaktors IL-6 reduzieren und andere Immunfaktoren steuern, die für Entzündungen verantwortlich sind. Das alleine könnte einige Effekte von Celadrin erklären, wie zum Beispiel die Reduzierung von Schmerzen in von Arthrose befallenen Gelenken. Diese entzündungshemmenden Funktionen sind sehr wichtig zur Prävention weiterer Gewebe- und Gelenkschäden bei einer gleichzeitigen Förderung der Heilung. Außerdem spielen die in Celadrin enthaltenen Moleküle möglicherweise auch eine Rolle beim Schmieren des betroffenen Gelenks. Diese Wirkung, kombiniert mit entzündungshemmenden Effekten, erklärt einige der bedeutenden Verbesserungen bei Mobilität und Funktionsfähigkeit. Solche kombinierten Wirkungen scheint es bei der Anwendung von Celadrin-Creme bei Schuppenflechte zu geben. Diese speziellen Fettsäuren reduzieren nachweislich auch Hautentzündungen, während sie an der von Schuppenflechte befallenen Stelle eine anhaltende feuchtigkeitsspendende Wirkung bieten.

Celadrin wirkt auch, indem es Arachidonsäure hemmt, einen der wichtigsten Förderer der Entzündungskaskade von Immunfaktoren, und zwar durch die Hemmung von 5-Lipoxygenase, einem weiteren Entzündungsmediator. Es könnte auch die Zellmembranen verändern und sie so vor der Wirkung entzündungsfördernder Zytokinen schützen oder die Absonderung von Entzündungszytokinen und CRP reduzieren.

Ist Cetyl-Myristoleat das gleiche wie Celadrin?

Nein, Cetyl-Myristoleat (CMO) ist ein Fettsäureester, der wissenschaftlich noch nicht beurteilt wurde. Die Resultate einer Studie über CMO mit einer kleinen Zahl von Mäusen wurden nicht in einer wissenschaftlichen Umgebung repliziert. Eine neue Studie, die im September 2002 in Pharmacological Research veröffentlicht wurde, versuchte, den Studienaufbau und die Behandlung zu replizieren und ergab, dass die Injektion einer Menge, die beim Menschen etwa 24.000 mg CMO täglich entspricht, keinen bedeutenden Unterschied gegenüber der Placebogruppe brachte. Im Ärztehandbuch für Nahrungsergänzungen ist zu lesen, dass es keine glaubwürdige Untermauerung für Aussagen gibt, dass CMO bei Rheuma, Arthritis oder Arthrose wirksam ist.

ESSENZIELLE FETTSÄUREN

Essenzielle Fettsäuren (EFA) bilden die Lipidschicht aller Zellen im Körper und steuern die Entwicklung des Gehirns, der Augen und des Nervensystems. Sie regulieren auch die guten und schlechten Prostaglandine, die die Kontraktionen glatter Muskeln fördern, und beeinflussen Hormone. Essenzielle Omega-3-Fettsäuren sind reichlich in Kaltwasserfisch enthalten: Heringen, Makrelen, Lachs und Thunfisch. Außerdem in Leinsamen und Walnussölen. Essenzielle Omega-6-Fettsäuren findet man in Sonnenblumen- und Distelöl sowie in den Gesundheitsmitteln Nachtkerzen-, Borretsch- und schwarzes Johannisbeerkernöl.

Omega-6-Öle sollten weiter nach guten oder schlechten Omega-6-Ölen klassifiziert werden. Diejenigen, die gamma-Linolensäure (GLA) enthalten, wie Nachtkerze, Borretsch und schwarze Johannisbeere, sind gute, entzündungshemmende Öle, wogegen Raps-, Sonnenblumen- und Distelöl, wenn sie hoch raffiniert sind oder in übermäßigen Mengen verzehrt werden, eine Entzündung fördern, was sie „schlecht" macht.

Unsere Nahrung ist vorwiegend reich an den Omega-6-Ölen, die in stark verarbeiteten Lebensmitteln wie Margarine und Pflanzenölen aus dem Supermarkt enthalten sind. Sie sollten verarbeitete Lebensmittel von Ihrem Speiseplan streichen. Nehmen Sie statt dessen frische, unraffinierte Lebensmittel auf, die reich an essenziellen Fettsäuren sind. Menschen mit Entzündungs- und/oder Autoimmunerkrankungen werden die ersten sein, die bemerken, wie effizient diese einfache Ernährungsumstellung bei der Reduzierung ihrer Symptome sein kann.

Frühe Forschungsarbeiten haben gezeigt, dass essenzielle Fettsäuren die Mengen von Schmerzstimulatoren reduzieren, und Forscher vermuten, dass eine EFA-Ergänzung zur Verringerung der mit Rheuma, Arthritis und Arthrose verbundenen Schmerzen hilfreich ist. Eine EFA-Ergänzung kann bei chronischen, entzündlichen degenerativen Erkrankungen der Gelenke helfen, indem sie die Zerstörung und die Schäden an Knorpel und Gelenken verlangsamt, die Entzündung verringert und dem durch die Entzündung verursachten destruktiven Prozess vorbeugt. Möglicherweise beeinflusst sie sogar die Mengen von Entzündungsstimulatoren.

Gamma-Linolensäure (GLA) verringert Entzündungen und Steifheit

Dr. Marya Zilberberg merkt in ihrer Überprüfung von fast 40 klinischen Papieren über GLA an, dass GLA kontinuierlich Entzündungen und Gelenksteifheit reduzierte, ohne irgendwelche der mit pharmazeutischen Medikamenten verbundenen Nebenwirkungen zu verursachen. „Wir haben eine etwa 60- bis 65-prozentige Reduzierung der morgendlichen Steifheit bei diesen Patienten beobachtet", sagte Zilberberg. „Mit anderen Worten, wenn Sie morgens zwei Stunden steif sind, haben Sie eine Reduzierung von 1,5 Stunden gegenüber einer Reduzierung von 6,7 Minuten mit einer falschen Pille. Das ist ein extrem auffälliger Unterschied."

Das sind gute Neuigkeiten für Menschen mit Rheuma, Arthritis, Arthrose und Entzündungsstörungen, für die die morgendliche Steifheit die Auswirkung ihrer Krankheit ist, die sie am meisten behindert. „Wenn Sie einen Arthritispatienten nach seiner morgendlichen Steifheit fragen, werden Sie hören, dass sie ein extrem wichtiger Indikator dafür ist, wie die Krankheit verläuft", sagte Zilberberg. Diese Resultate demonstrieren die Bedeutung einer langfristigen Ergänzung mit großen Dosen GLA aus Borretsch- oder Nachtkerzenöl für Menschen mit Rheuma, Arthritis und Arthrose.

GLA reduziert die Einnahme von NSAIDs: Neue Forschungsarbeiten deuten darauf hin, dass die Anwendung von GLA die Immunfaktoren reduziert, die eine Entzündung und Verletzungen des Gelenkgewebes fördern. Es ist wichtig, diese gefährlichen Immunfaktoren zu senken, um die Knorpelschäden (das Ereignis, das zu einer Knochenerosion und Verkrüpplung führt) und die Gelenkschwellungen bei Patienten zu reduzieren, die an rheumatoider Arthritis (RA) leiden.

Eine Ergänzung mit GLA verringert nicht nur die klinischen Symptome von RA, sondern die Einnahme von GLA kann auch die Nebenwirkungen von NSAIDs reduzieren, indem sie Schäden an der Mageninnenwand repariert. Studien zeigen, dass GLA die Magenauskleidung vor der Magensäure schützt, die aufgrund einer wiederholten oder übermäßigen Einnahme von NSAIDs Magengeschwüre verursachen könnte. Bereits 1988 bestätigten Forscher, dass eine tägliche Ergänzung mit 540 mg GLA aus Nachtkerzenöl Patienten helfen könnte, ihre Einnahme von NSAIDs zu reduzieren und so ihre Magenauskleidung zu schützen. Zu Beginn der Studie erhielten 100 Prozent der Patienten ihre volle NSAID-Dosis. Nach drei Monaten Ergänzung mit Nachtkerzenöl nahmen 70 Prozent der Patienten noch immer NSAIDs, und nach sechs Monaten nahmen nur noch 30 Prozent der Patienten die volle Dosis NSAIDs. Das ist eine bemerkenswerte Reduzierung bei 70% der Patienten, die NSAIDs nahmen.

GLA und rheumatoide Arthritis: Die Omega-6-Fettsäure GLA, die in Nachtkerzen- und Borretschöl enthalten ist, ist hilfreich bei der Behandlung rheumatoider Arthritis. Sie verringert Schmerzen und Entzündungen. Arachidonsäure (die hauptsächlich in Innereien, rotem Fleisch, Eiern und Milchprodukten enthalten ist) produziert entzündungsfördernde Verbindungen. Eine Ergänzung mit GLA-reichem Nachtkerzen- oder Borretschöl hilft, die entzündungsfördernden Nebenprodukte der Arachidonsäure zu reduzieren. GLA hilft, die entzündungsfördernden Immunzellen und die Wucherung von Synovialzellen in entzündetem Synovialgewebe zu unterdrücken. Das hilft, die Entzündung und die Schmerzen zu verringern. In klinischen Versuchen konnte GLA nachweislich pharmazeutische Medikamente als Ersatz für NSAIDs ersetzen, sie könnte tatsächlich als krankheitsmodifizierendes, antirheumatisches Mittel wirken.

GLA für rheumatoide Arthritis im Jugendalter: Daten aus einer neueren Studie, die am Shriners Hospital for Children in Springfield, Massachusetts, durchgeführt wurde, ergab, dass Borretschöl Kindern mit rheumatoider Arthritis im Jugendalter (JRA) helfen kann. Vorläufige Daten aus der Studie wurden von Forschungsleiterin Dr. med, Dr. phil. Deborah Rothman beim Jahrestreffen des American College of Rheumatology in Boston präsentiert. In ihrer Forschungsarbeit fand Dr. Rothman heraus, dass die Wirkungen des Borretschöls bei Patienten mit Polyarthritis am stärksten waren.

Die Anwendung von Borretschöl bei Fällen von JRA könnte es einigen Patienten ermöglichen, die Dosis ihrer Standardmedikamente, wie NSAIDs oder Kortikosteroide, zu reduzieren. Kinder mit rheumatischen Erkrankungen, die langfristig Kortikosteroide erhalten, haben ein hohes Risiko für Osteoporose und Infektionen. Eine Reduzierung der Symptome kann bereits nach einem Monat der Ergänzung beobachtet werden. Die vollständigen Auswirkungen der GLA-Ergänzung sind über einen längeren Zeitraum zu sehen.

Fischöle (Omega-3 EPA und DHA)

Das erste wissenschaftliche Papier, das die Anwendung von Fischöl zur Behandlung von rheumatoider Arthritis beschrieb, wurde im 18. Jahrhundert veröffentlicht. Seit damals haben Labor- und klinische Studien die nützlichen Wirkungen von Fischöl bei verschiedenen Formen von Rheuma, Arthritis und Arthrose enthüllt. Die Vorteile werden den langkettigen Omega-3-Fettsäuren

EPA und DHA zugeschrieben. EPA und DHA werden in die Zellmembrane aufgenommen und konkurrieren mit Arachidonsäure um die Enzyme, die für die Produktion entzündungshemmender Prostaglandine verantwortlich sind.

Eicosapentaensäure (EPA) und Docosahexaensäure (DHA) sind in großen Mengen in Kaltwasserfisch enthalten. EPA und DHA können auch im Stoffwechsel aus Leinsamenöl umgewandelt werden, wenn auch nur in ganz geringen und mit zunehmendem Alter abnehmenden Mengen. Man schätzt, dass die Umwandlungsrate von Leinsamenöl in EPA und DHA irgendwo bei 11 Prozent liegt, was bedeutet, Sie müssten eine Menge Leinsamenöl verzehren, um die Menge DHA und EPA aufzunehmen, die in Fischöl enthalten ist. DHA und EPA haben starke entzündungshemmende Eigenschaften. Essen Sie mindestens 3 bis 5 Portionen Lachs, Hering, Makrele oder Thunfisch pro Woche. Wenn Sie keinen Fisch essen können oder den Geschmack nicht mögen, nehmen Sie qualitativ hochwertige Fischölkapseln aus wildem Lachs oder kleinen Fischen, wie Sardinen, Makrelen oder Heringen.

Studien zeigen, dass Omega-3 Entzündungen und den Verfall verringern und helfen, den Knorpelschäden vorzubeugen, die in den Gelenken auftreten. Das kann das Fortschreiten degenerativer Gelenkerkrankungen wie Arthrose verlangsamen.

EPA und DHA reduzieren die Bildung schlechter Prostaglandine und regulieren die Immunfaktorproduktion, die steuert, wie lang, wie schnell und wie viel das Immunsystem agiert oder reagiert. EPA produziert die entzündungshemmenden Prostaglandine (die guten Jungs). Fischöle verbessern die Beweglichkeit der Gelenke und reduzieren die Schwere der Schmerzen und Entzündungen ohne jegliche kurz- oder langfristige Nebenwirkungen.

Abnormalitäten bei der Fettsäurenzusammensetzung der Synovialflüssigkeit der Gelenke wurden bei Patienten mit rheumatoider Arthritis dokumentiert. In einer Studie an 39 arthritischen Patienten aus dem Jahr 1999 wurden von neun Patienten Proben der Synovialzellenflüssigkeit genommen. Im Blut und in der Gelenkflüssigkeit der Patienten mit rheumatoider Arthritis wurden verringerte Spiegel von EPA und gesamten Omega-3-Fettsäuren beobachtetet. Die Forscher folgerten, dass das Fettsäurenmuster, das bei denjenigen gefunden wurde, die an rheumatoider Arthritis litten (verringerte Omega-3-Spiegel) die nützliche Wirkung von Fischöl erklären könnte.

Eine Übersicht der Forschungsarbeiten aus dem Jahr 1998 bestätigte die nützlichen Wirkungen von Fischöl bei der Behandlung von Rheuma, Arthritis und Arthrose. Fischöl reduziert die Symptome, wie Schmerzen, Zahl der betroffenen Gelenke und morgendliche Steifheit auf dosisabhängige Weise. Nach zwölf Wochen wurde bei einer Dosis von 3g EPA und DHA pro Tag ein klinischer Nutzen festgestellt.

Es scheint auch, dass Fischöl Leidenden hilft, die benötigte Menge NSAIDs zu reduzieren, manche Patienten können möglicherweise sogar die Medikamente komplett absetzen. Die erste Studie über Fischöl und RA-Patienten untersuchte den NSAIDs-Bedarf bei 37 von 64 Patienten, die in einer randomisierten Doppelblindstudie Fischöl in einer Dosis von 1,7g EPA täglich und 1,1g DHA täglich erhielten. Nach sechs Wochen Therapie wurden die Patienten angewiesen, ihre NSAID-Dosis langsam zu reduzieren. Nach 12 Monaten wurden alle mit Fischöl behandelten Patienten auf ein Placebo umgestellt und drei Monate später erneut beurteilt. Nach drei Monaten war eine Reduzierung der NSAIDs um 41 Prozent erreicht. Insgesamt trat bei den Patienten, die Fischöl nahmen, eine dramatische Reduzierung der Symptome ein.

Die Kombination von EPA und GLA

Einige Forscher haben die Anwendung von EPA und GLA zusammen und ihre Auswirkungen auf die Reduzierung entzündungsfördernder Substanzen untersucht. Eine Studie der „Wake Forest University School of Medicine" ergab, dass die Patienten, die mit einer Kombination von EPA und GLA ergänzten, eine verringerte Produktion von entzündungsfördernden Substanzen aufwiesen. Eine Überprüfung von Forschungsarbeiten in der Fachzeitschrift Lipids, die an der Universität von Southampton, England, durchgeführt wurde, ergab, dass die Anwendung von EPA- und GLA-Nahrungsergänzungen die Produktion von entzündungsfördernden Immunfaktoren verringerte, die Schwellungen, Schmerzen, Rötungen und Hitze in den Gelenken verursachen.

GLUCOSAMIN

Gepriesen als die „Gelenk-Kur" konnte in mehr als einem Dutzend Studien am Menschen nachgewiesen werden, dass Glucosamin bei der Kontrolle von Schmerzen und Entzündungen genauso gut oder besser wirkt wie nicht-steroidale Entzündungshemmer (NSAIDs). Glucosamin normalisiert den Knorpelstoffwechsel, während es gleichzeitig dessen Zerfall stoppt und als Stoßdämpfer wirkt, indem es das Gelenkgewebe schmiert und repariert. Es ist ein wichtiger Bestandteil von Knochen, Knorpeln, Haut, Haaren und Nägeln. Mehrere Studien haben gezeigt, dass Dosen von Glucosamin die von Rheuma, Arthritis oder Arthrose herbeigeführten Gelenkzerstörung verursachten Schmerzen und Entzündungen reduzieren.

Forscher auf der ganzen Welt haben die Wirksamkeit von Glucosamin mit der des üblichen Schmerzmittels Ibuprofen verglichen. Placebokontrollierte Doppelblind-Studien haben gezeigt, dass Glucosamin bei der Linderung von Schmerzen und Entzündungen dramatisch besser war als Ibuprofen. Die Schmerzen und Entzündungen wurden sogar noch reduziert, wenn kein Glucosamin mehr verzehrt wurde. Außerdem besitzt Glucosamin die erstaunliche Fähigkeit, zum Wiederaufbauprozess der Knorpelmatrix beizutragen, aus der unser Gelenkgewebe besteht.

Celadrin und Glucosamin kombiniert

Nehmen Sie Celadrin, um den Entzündungsprozess zu stoppen, der die Gelenkzerstörung verursacht, und geben Sie Glucosamin hinzu, um die Schäden zu reparieren, die bereits aufgetreten sind. Celadrin stoppt den Gelenk schädigenden Prozess sehr effizient (egal, ob er durch Rheuma, Arthritis oder Arthrose bedingt ist), während Glucosamin die Schäden reparieren kann, die bereits an den betroffenen Gelenken aufgetreten sind. Celadrin wirkt, indem es eine kontinuierliche Schmierung bietet und es der Zellmembran ermöglicht, Entzündungsbotenstoffe des Immunsystems abzuwehren. Es stoppt auch die Entzündungskaskade und die Angriffe auf die Membran, die die Steifheit verursachen.

Celadrin hilft Glucosamin, beim Aufbau des Gelenkknorpels schneller und effizienter zu wirken. Die duale Wirkung von Celadrin und Glucosamin bietet eine schnelle Polsterung des Gelenks, lindert schnell Entzündungen, baut den Knorpel auf und stellt den gesamten Gelenkbereich wieder her. Die Knorpelreparatur beginnt gewöhnlich innerhalb von zwei Monaten. Bei den Menschen mit RA, die die kombinierte Behandlung anwandten, wurden spektakuläre Resultate erzielt.

Besser als Glucosamin?

Ein neues Mittel basierend auf Typ-II-Kollagen liefert nicht nur Glucosamin, sondern weitere Nährstoffe im natürlichen Verbund, die die Bildung von Knorpel und Gelenkflüssigkeit unterstützen: Glucosamin, Glykosaminoglykane wie Hyaluron und Chondroitinsulfat und Typ-II Kollagen. Und alles leicht absorbierbar.

Wenn Sie starke Unterstützung für Ihre Gelenke brauchen oder

Glucosamin bei Ihnen nicht anschlägt, kann BIOCELL™ KOLLAGEN TYP II in Kombination mit Celadrin für Sie das Richtige sein.

BIOCELL™ KOLLAGEN TYP II

Biocell Kollagen Typ II wurde an 89 Menschen mit verschiedenen Schmerzsyndromen getestet. Jeder Proband erhielt morgens 20 Minuten vor dem Frühstück Biocell Kollagen Typ II mit Orangensaft. Die Dosis betrug 2000mg (Biocell Kollagen Typ II enthält natürlicherweise 15% Glukosaminsulfat und 15% Chondroitinsulfat).

Die untersuchten Schmerzzustände waren:

- Rheumatoide Arthritisschmerzen
- Arthrose-Gelenkschmerzen
- Postoperative Gelenkschmerzen
- Posttraumatische Schmerzen
- Fibrositis
- Gicht-Arthritis
- Lumbosakralschmerzen mit/ohne radikuläre Schmerzen
- Zervikale Wirbelsäulenschmerzen mit/ohne radikuläre Schmerzen

Die Studie ergab, dass 89,9 Prozent der Probanden innerhalb der 45-tägigen Anwendung von Kollagen Typ II einen gewissen Grad von Schmerzlinderung erfuhren.

Tabelle 1. Resultate der Reaktion auf die Schmerzlinderung nach Anzahl der Tage:

TAGE BIS ZUR REAKTION	0-7 Tage	8-21 Tage	21-45 Tage	Gesamt
Rheumatoide Arthritis	9	6	3	18
Arthrose	7	12	5	24
Fibrose	4	7	2	13
Lumbosakral/Geschichte von Bandscheibenvorfall	3	6	3	12
Chromische posttraumatische Schmerzen	2	4	3	9
Gicht-Arthritis	2			2
Zervikale Wirbelsäule / Geschichte von Bandscheibenvorfall		1	1	2
Placebo			(1)	(1)
Keine Reaktion			9	9
Gesamt	27	36	26	89

Die Gesamtzahl ohne eine Reaktion von weniger Schmerzen innerhalb von 45 Tagen betrug 9 oder etwa 10,1%, und nur ein Placeboproband verzeichnete innerhalb von 45 Tagen eine Reaktion.

Eine klinisch signifikante Zahl von Menschen reagierte innerhalb der ersten 21 Versuchstage auf Kollagen Typ II. Viele dieser schmerzgeplagten Probanden hatten zuvor langfristig pharmazeutische Behandlungsprogramme mit beschränktem Erfolg durchgeführt.

Warum wirkt Biocell Kollagen Typ II? Typ-II-Kollagen ist völlig anders!

Kollagen Typ II kommt vornehmlich im Knorpel vor. Es macht 85-90% des Kollagens im Gelenkknorpel aus.

Gemische von Kollagen Typ I und III stammen dagegen vornehmlich aus Sehnen, Bändern und der Haut.

Das Typ-II-Kollagen (engl. Collagen Type II) sorgt für einen elastischen Gelenkknorpelverbund. Es wird aus der weissen Knorpelspitze des Brustbeins von jungen Hühnern gewonnen. Es enthält unter anderem Glucosamin, Chondroitin, Hyaluronsäure, die Aminosäuren Prolin, Lysin und Glycin sowie ein neu entdecktes Eiweiß mit dem Namen "Cartilage Matrix Glycoprotein", welches antioxidative Eigenschaften im Gelenk gezeigt hat.

Es ist wissenschaftlich erwiesen, dass Collagen Type II sehr hilfreich ist bei Arthritis (insbesondere rheumatische Arthritis) und Arthrose, um die geschädigten Gelenke, Knorpel und Sehnen wieder aufzubauen.

So hat zum Beispiel die Harvard Medical School in einer Studie schlüssig diesen positiven Effekt von Collagen Typ II nachgewiesen. Die Ergebnisse dieser Studie wurden veröffentlicht in der renommierten medizinischen Zeitschrift „Science“. Der Artikel trug den Titel „ Clinical Trial Results of Collagen Type II Therapy on rheumatoid arthritis”.

Collagen Type II ist der mit Abstand kraftvollste Gelenknährstoff. Obwohl es in unserem Körper über 14 verschiedene Kollagenarten gibt, besteht der dämpfende Teil des Gelenks vor allem aus Collagen Type II. Es wirkt wie ein "Superkleber", der die Knorpelmatrix zusammenhält. Collagen Type II ist die reichhaltigste natürliche Quelle an Glucosaminoglycanen wie Glucosamin, Chondroitin und Hyaluronsäure. Diese natürlichen Gelenknährstoffe halten das Knorpelgewebe elastisch, wodurch der Dämpfungseffekt in den Gelenken verbessert und mehr Gelenkschmiere hergestellt wird.

Collagen Type II liefert gleichzeitig die für den Knorpelaufbau wichtigen Aminosäuren Prolin, Lysin und Glycin sowie ein neu entdecktes Eiweiß mit dem Namen "Cartilage Matrix Glycoprotein", welches antioxidative Eigenschaften im Gelenk gezeigt hat. Durch die Zufuhr all dieser Nährstoffe in ihrer natürlichen Form wie sie auch im gesunden menschlichen Knorpel vorkommen, bringt Collagen Type II erstaunliche Erfolge bei Gelenkproblemen in nur kurzer Zeit.

Vorsicht ist also geboten!
Es gibt viele Kollagenprodukte – mit dramatischen Unterschieden. Achten Sie beim Kauf eines Kollagenproduktes daher unbedingt darauf, dass Sie auch wirklich das besondere Kollagen vom Typ II mit **garantiertem Gehalt des so wichtigen Hyalurons** erhalten. Lassen sich nicht blenden: Von manchen handelsüblichen Kollagenprodukten mit nativem Kollagen muss man bis zu 10 g pro Tag nehmen, damit man -wenn überhaupt eine Verbesserung- spürt. Das **einzigartige Biocell Collagen® Typ II ist im Vergleich eine Klasse für sich:**

1. Es enthält – garantiert – mindestens 10% Hyaluron
2. Durch ein spezielles, in den USA patentiertes Herstellungsverfahren verfügt es über wesentlich kleinere Molekülen und wird damit von unserem Körper **sehr viel besser aufgenommen und verwertet.** Von Biocell Collagen II braucht man lediglich 1-2 g pro Tag, da es auf Grund seiner kleineren Molekülgröße sehr gut vom Körper aufgenommen wird.
3. Biocell Collagen enthält zusätzlich Hydroxypyrolin, die Schlüsselaminosäure für die **Schönheit der Haut.**

Neben den entzündungshemmenden Eigenschaften und dem Erhalt der effizienten schmierenden Qualitäten der Synovialflüssigkeit wird es auch benötigt, um andere gesunde Proteoglykanstrukturen zu bilden, die für die Produktion des Gelenkknorpels grundlegend sind. Es hilft auch, die Form des Augapfels zu erhalten und unterstützt die Phagozten bei ihrer Reise durch das Bindegewebe während der Entwicklung und der Wundreparatur.

Nicht denaturiertes Kollagen Typ II oder das mit der patentierten Technologie?

Nicht denaturiertes (ursprüngliches – mit hohem Molekulargewicht) Kollagen Typ II hat sich nur bei Autoimmunstörungen wie rheumatoider Arthritis als wirksam erwiesen, als es in sehr kleinen Dosen verabreicht wurde, um eine Immunreaktion her-beizuführen. Kollagen Typ II ist in seinem nicht denaturierten Zustand (ursprünglich – mit hohem Molekulargewicht) molekular zu groß, um leicht in den Blutstrom absorbiert zu werden. Nur BioCell Collagen II™, das mit einer patentierten Technik bearbeitet wurde, liefert molekular optimiertes Kollagen Typ II, das leicht durch den Magen-Darm-Trakt absorbiert wird, was schließlich dazu führt, dass höheren Blutkonzentrationen des GAG-reichen Kollagens Typ II ihr Ziel erreichen. Stellen Sie deshalb sicher, dass Sie BioCell Collagen II™ wählen, wenn Sie nach einem Wirkstoff suchen, der die Gesundheit und Beweglichkeit der Gelenke wirklich unterstützt.

Was ist Kollagen Typ II ??

Kollagen ist ein Strukturprotein des Bindegewebes. Im menschlichen Körper ist Kollagen mit über 30 % Anteil am Gesamtgewicht aller Eiweiße (Proteine) das am meisten verbreitete Eiweiß. Es ist ein wesentlicher organischer Bestandteil von Knochen, Zähnen, Knorpel, Sehnen, Bändern und Haut.

Kollagenfasern besitzen eine enorme Zugfestigkeit und sind kaum dehnbar. Kollagenfasern können Gewichte bis zum Zehntausendfachen ihres Eigengewichtes tragen.

Zurzeit sind 28 verschiedene Kollagentypen bekannt (Typ I bis XXVIII).

Im allgemeinen Sprachgebrauch wird Kollagen Typ I gleichgesetzt mit „Kollagen“ oder Gelatine. Kollagen Typ I ist zwar mengenmäßig im Organismus das bedeutendste Kollagen und durch seine Verwendung als Gelatine das bekannteste, es existieren jedoch weitere Kollagene, die sich strukturell wesentlich vom Kollagen Typ I unterscheiden und andere wichtige biologische Funktionen wahrnehmen.

Gelatine ist die denaturierte Form von Kollagen und wird meist aus Schlachtabfällen gewonnen.

Unter physiologischen Bedingungen ist Kollagen nicht löslich, kann jedoch durch Wärme, Basen oder schwache Säuren hydrolysiert werden. Wird ein derartig hydrolysiertes Kollagen gereinigt, konzentriert, sterilisiert, getrocknet und gemahlen, entsteht daraus Gelatine. Gelatine kann erhebliche Mengen Wasser binden, daher wird sie häufig bei Lebensmitteln und Arzneimitteln eingesetzt.

Kollagen-Hydrolysat wird aus Kollagen gewonnen und als Nahrungsergänzungsmittel vertrieben. Im Gegensatz zur Gelatine handelt es sich bei „Kollagen-Hydrolysat" um enzymatisch hydrolysierte Kollagene, welche in Wasser löslich sind, also anders als Gelatine nicht mehr in der Lage sind, erhebliche Wassermengen zu binden.

Hersteller werben damit, dass durch orale Aufnahme solcher Kollagen-Hydrolysate die Knorpelzellen des Körpers angeregt werden, vermehrt Knorpelgewebe zu bilden. Kollagen-Hydrolysate werden zur Prävention und Therapie von Arthrose empfohlen. Bei betroffenen Patienten soll Kollagen-Hydrolysat zu einer Schmerzreduktion und Verbesserung der Gelenkbeweglichkeit führen.

Seit über zwei Jahrzehnten forschen Wissenschaftler zur Wirkung von Kollagen-Hydrolysat auf den Gelenkknorpel. Gleichwohl konnte die Wirkung von Kollagen-Hydrolysat bislang in keinen wissenschaftlich werthaltigen Studien belegt werden.

In einer Stellungnahme des Bundesinstituts für gesundheitlichen Verbraucherschutz und Veterinärmedizin heißt es: „Es ist zwar richtig, dass Aminosäuren Bausteine für Proteine sind, also auch die Aminosäuren der Gelatine Bausteine für menschliches Kollagen sein können, allerdings folgt die Kollagensynthese im menschlichen Körper nicht dem Nahrungsangebot, d.h. trotz der Ähnlichkeit hinsichtlich der Zusammensetzung zwischen menschlichem Kollagen und der Gelatine wird das Aminosäurenmuster der `Nahrungsgelatine´ nicht an den Ort der Kollagen-Biosynthese - also z.B. zu den Gelenken - `weitergereicht´. Es ist physiologisch nicht möglich, ein bestimmtes Körperorgan oder -gewebe (`Knorpelstoffwechsel´), d.h. gezielt mit einem bestimmten Nährstoff zu versorgen, weil die Zufuhr von Nährstoffen über das Blut zu den Organen und Geweben eine ubiquitäre ist oder - wie im Fall der Aminosäuren - einer weitgehenden Steuerung durch die Leber unterliegt. Es kann demnach keine Gelenk-Eiweißnahrung existieren."

Diese Einschätzung erneuerte das BgVV mit seiner weiteren Begutachtung vom 28. April 1999, dessen Hauptaussage abermals lautet, dass Gelatine keinen besonderen Nutzen z.B. für Sportler, ältere Menschen, Gelenke oder Bindegewebe bietet: „Seit Jahren werden Gelatineprodukte seitens der Überwachungsbehörden beanstandet. Es wäre zu hoffen gewesen, dass es den Anbietern inzwischen möglich gewesen sein sollte, fundierte Daten bzw. Forschungsergebnisse für die angeblich so eindeutige Wirkung von Gelatine auf `Gelenkknorpel und Bindegewebe´ vorzulegen. Statt dessen drängt sich zunehmend der Eindruck auf, dass Hersteller und Anbieter selber nicht an die Wirkung bzw. diätetische Eignung ihrer Gelatine-Produkte glauben und lieber in gutachterliche Auseinandersetzungen investieren als in eine aussagekräftige wissenschaftliche Überprüfung ihrer Produkte."

Ähnlich sieht dies die chemische Landesuntersuchungsanstalt Karlsruhe in einem Gutachten vom 11. Dezember 1997, in welchem dieses unter Bezugnahme auf das Bundesgesundheitsamt (BGA) ausführt: "Die Synthese von Knorpel und Gelenkschmiere kann ernährungsphysiologisch nicht, z.B. durch die Zufuhr von Gelatine, beeinflusst werden." Weiter wird die gutachterliche Stellungnahme der medizinischen Universitätsklinik Freiburg, dort Prof. Dr. Berg, Abteilung Sport- und Leistungsmedizin wie folgt zitiert: „Begründet wird die Wirkung der Gelatinetherapie über eine mögliche Stimulation der anabolen Prozesse im Knorpelgewebe bei gleichzeitiger Verlangsamung des enzymatisch-katabolen Knorpelstoffwechsels auch bei Annahme dieser bisher nicht bewiesenen Stoffwechselhypothese muss beachtet werden, dass zerstörte, bzw. die generierten Knorpelzellen nicht wieder reaktiviert oder regeneriert werden können. Es ist medizinisch nicht nachvollziehbar, warum bei einem ohnehin minderwertigen Nahrungseiweiß wie Gelatine eine spezifische, biologische oder protektive Wirkung am Knorpelgewebe erreicht werden soll. Eine vorbeugende Wirkung von Gelatine gegen sogenannte Abnutzungserscheinungen ist nicht bekannt.“

Ähnlich fielen zwei weitere Gutachten des chemischen und Veterinäruntersuchungsamtes Karlsruhe vom 17. November 2000 sowie 19. November 2002 aus.

MSM (METHYL-SULFONYL-METHAN)

Laut den Autoren von „MSM, The Natural Solution for Pain“ lindert MSM Schmerzen, reduziert die Entzündung sowie IL-1, verringert die Bildung von Narbengewebe, reduziert Muskelkrämpfe und mehr. MSM ist eine wichtige Schwefelquelle für Menschen. Schwefel ist besonders wichtig für eine gesunde Gelenkfunktion. Er stabilisiert die Bindegewebsmatrix von Knorpeln, Sehnen und Bändern. Bereits in den 1930er Jahren haben Forscher herausgefunden, dass Menschen mit Rheuma, Arthritis oder Arthrose einen Mangel an diesem essenziellen Nährstoff haben. Durch die einfache Zugabe von Schwefel zur Nahrung konnten die Symptome verbessert werden. Schwefel fördert auch eine ordnungsgemäße Leberfunktion und verbessert die Wirkung von Insulin.

Michael Murray, N.D. sagt, dass „MSM gegenüber anderen Formen von Schwefel den großen Vorteil hat, dass es absolut sicher ist. Wenn jemand sagt, er sei allergisch gegen Schwefel, bedeutet das in Wirklichkeit, dass er gegen die so genannten Sulfa-Medikamente oder sulphithaltige Lebensmittelzusatzstoffe allergisch ist. Es ist unmöglich, gegen Schwefel allergisch zu sein, da er ein lebenswichtiger Mineralstoff ist".

Forschungsarbeiten, über die in „The Journal of Anti-Aging Medicine" berichtet wurde, haben ergeben, dass von den acht Patienten, denen täglich 2.250mg MSM und den sechs Patienten, denen ein Placebo gegeben wurde, nach einem sechswöchigen Behandlungszeitraum diejenigen, die MSM erhalten hatten, sagten, ihre Schmerzen haben sich um mehr als 80 Prozent reduziert.

KURKUMA/GELBWURZ (CURCUMIN)

Kurkuma, das seit Jahrhunderten von den ayurvedischen Heilpraktikern geschätzt wird, enthält entzündungshemmende Curcuminoide. Diese reduzieren Schmerzen, indem sie die Enzyme blockieren, welche Entzündungen verursachen. Curcumin hemmt die Aufspaltung von Arachidonsäure. Mehrere Doppelblind-Studien haben eine dramatische Verbesserung der Symptome gezeigt, die Menschen mit Rheuma, Arthritis oder Arthrose erleiden. Curcumin ist auch ein Antioxidans. Forscher der Universität von Kalifornien haben herausgefunden, dass Curcumin sowohl in niedrigen als auch in hohen Dosen die entzündlichen Immunfaktoren IL-1 und IL-6 reduziere, die von Mikrogliazellen abgesondert werden. Diese Erkenntnis bedeutet, dass Curcumin vielversprechend für die Prävention von Alzheimer und einem Gedächtnisverfall ist.

VITAMINE

Eine Studie, die am 26. Juni 2002 im „Journal of the American Medical Association" veröffentlicht wurde, deutete darauf hin, dass die Vitamine E, C, beta-Karotin und ein allgemeines Multivitamin mit Mineralien helfen könnte, Menschen vor Gedächtnisverfall zu schützen. Die Vitamine E und C sind wirkungsstarke entzündungshemmende Nährstoffe, die IL-1 und IL-6 hemmen, deshalb ergibt es einen Sinn, dass sie unser Gehirn vor Verletzungen oder Entzündungsangriffen schützen.

Vitamin A hilft, die guten Immunfaktoren, die die Entzündung und den Schmerzen verursachenden Immunfaktor IL-1 ausschalten, zu erhöhen. Vitamin D, das einzige Vitamin, das wie ein Hormon wirkt, reduziert IL-1 und -12. Vitamin E verringert entzündungsfördernde Prostaglandine, die mit Schmerzen und Entzündungen verbunden sind. Es verringert auch die negativen Auswirkungen von Stress. (Stressoren verursachen die Freisetzung unseres Stresshormons Kortisol. Kortisol verursacht dann die Freisetzung des entzündungsfördernden Immunfaktors IL-6.) Vitamin E erhöht ebenfalls die guten Immunfaktoren, die IL-1 und IL-6 unter Kontrolle halten.

WASSER

Ja, Wasser polstert unsere Gelenke ab. Wenn Sie nicht täglich sechs bis zehn Gläser Wasser trinken, werden Ihre Gelenkpolster dehydriert. Wasser hilft auch, all den Müll zu eliminieren, der bei Entzündungsreaktionen zurück bleibt, besonders bei Menschen mit Asthma und Allergien.

Eine kleine Anmerkung: Schonender Sport zur Gewichtskontrolle

Unsere Knie und Hüften tragen bis zum Zehnfachen unseres Körpergewichts. Wenn Sie Ihr Gewicht kontrollieren und nur zehn Pfund verlieren, können Sie schon dazu beitragen, den Druck zu reduzieren, den Ihre Gewicht tragenden Gelenke aushalten müssen. Essen Sie reichlich Gemüse (lassen Sie die Lebensmittel weg, die mit einer Verstärkung der Entzündung verbunden sind), streichen Sie allen Zucker (verwenden Sie aber kein Aspartam oder Sucralose, sondern statt dessen Stevia oder Xylit, das sind natürliche Süßstoffe, die keine Entzündung hervorrufen).

Sie sollten mit schonendem Sport beginnen, nicht zu anstrengend. Hier einige Tipps, um Ihre Muskeln und Gelenke gesund zu erhalten:

- Führen Sie ein paar Dehnübungen aus, bevor Sie mit dem Sport beginnen. Strecken Sie sich zum Himmel, zu Ihren Zehen, nach rechts und nach links, bis Ihre Muskeln aufgewärmt sind.

- Laufen Sie jeden Tag, und wenn Sie nur bis zum Ende Ihrer Hofeinfahrt und zurück laufen. Laufen Sie auch nur drei Meter, wenn Sie nicht mehr schaffen.

- Besuchen Sie einen Wasserfitnesskurs für Anfänger. Diese zählen zu der Kategorie „kein Druck", weil das Wasser Ihnen eine Polsterung bietet. Gehen Sie nach Ihrem Wasserfitnesskurs in die Sauna, und Sie werden von einer Entgiftung durch Ihre Haut profitieren, Ihre Gelenke werden außerdem die Wärme genießen.

- Wenn Sie dazu in der Lage sind, machen Sie ein paar Gewichtsübungen. Nehmen Sie leichte Gewichte, ein halbes oder ganzes Pfund reicht schon. Gewichte, die Sie um Ihre Beine oder Arme schnallen, sind eine großartige Möglichkeit, mit Gewichtsübungen zu beginnen. Eine effiziente Übung für den Anfang ist, sich auf einen Stuhl zu setzen und Ihr Knie auszustrecken, um Ihre Beine nach oben und unten zu bewegen. Dann heben Sie langsam aus der Schulter heraus Ihre Arme an und lassen sie wieder herunter. Tun Sie, was möglich ist, um ein bisschen Bewegung in Ihre tägliche Routine zu bringen. Beginnen Sie mit ein paar wenigen Wiederholungen und bauen Sie diese langsam auf, bis Sie drei Sätze von je zehn Wiederholungen schaffen.

- Ruhen Sie sich aus und gehen Sie nicht bis zur Erschöpfung.
- Suchen Sie sich eine Aktivität, die Ihnen Spaß macht, wie Gartenarbeit, Wandern oder Tanzen.

Häufige Entzündungsleiden

Der folgende Abschnitt bietet einen Überblick über einige der häufigeren Entzündungsleiden. Jedes Leiden ist in Abschnitte unterteilt, und zwar einen Überblick über das Leiden, die Symptome, die Ursachen, ein „Rezept für die Gesundheit", das detailliert natürliche Behandlungsmethoden beschreibt, sowie Gesundheitstipps und Tipps für den Lebensstil, um die Erholung zu verbessern.

Die empfohlenen Gesundheitsmittel sind in der Reihenfolge ihrer Bedeutung aufgeführt.

Es ist nicht notwendig, jeden vorgeschlagenen Nährstoff zu nehmen, aber Kombinationen bestimmter Nährstoffe sind sehr effizient, zum Beispiel Celadrin und Biocell Typ-II-Kollagen oder Glucosamin bei Rheuma, Arthritis oder Arthrose.

Viele der empfohlenen Vitamine und Mineralien finden Sie in Ihrer Multivitamin- mit Mineralienergänzung, deshalb müssen Sie nicht mehr als ein paar Pillen oder Kapseln auf einmal nehmen. Je mehr Gesundheitstipps und -empfehlungen Sie übernehmen, desto schneller werden Sie auf Ihrem Weg zu einer optimalen Gesundheit vorwärts kommen.

Allergien

Bei den meisten Menschen sind Allergien saisonal oder situationsbedingte Probleme, die unerträgliche Symptome verursachen. Die Pollen im Frühling oder die Katze eines Freundes können der Grund für juckende Augen, eine laufende Nase, Niesen, Keuchen und mehr sein. Aber bei manchen Menschen scheinen die Allergiesymptome nie abzuklingen. Sie haben ständig Probleme. Die normale Umwelt und Lebensmittel lösen Allergien aus und fördern Asthmaattacken. Aber warum sind nur ein paar Menschen von Allergien betroffen und andere nicht?

Es gibt zwei Arten von allergischen Reaktionen: Die erste ist die klassische allergische Reaktion, bei der das Allergen (z.B. Erdnüsse, Pollen, Schalentiere oder Hautschuppen von Haustieren) einen Anstieg von Immunglobulin (IgE) auslöst. Die Reaktion tritt sofort ein und kann leicht durch einen Bluttest bestimmt werden, der eine hohe Zahl von IgE-Antikörpern zeigt. Die IgE-Antikörper treffen auf einen Eindringling und lösen die Freisetzung von Entzündungsbotenstoffen (wie Histamin) aus Mastzellen aus, um den Eindringling zu töten oder unbeweglich zu machen. Allergien, für die IgE-Antikörper charakteristisch sind, nennt man atopisch. Die Allergene können verschiedene Symptome auslösen, je nachdem, in welchem Bereich des Körpers sie sich niederlassen. Eine Reizung der oberen Atemwege führt zu Niesen und einer laufenden Nase, während das gleiche Allergen in den unteren Atemwegen ein Keuchen oder Husten verursacht.

Die zweite Art einer allergischen Reaktion ist eine durch Zellen vermittelte Reaktion bzw. eine Reaktion mit verzögertem Ausbruch. Sie sind schwerer zu diagnostizieren, da die Symptome möglicherweise nicht sofort auftreten. Ein Anstieg von IgG-Antikörpern ist mit Allergien mit verzögertem Ausbruch verbunden. Die Symptome entstehen tendenziell im Magen-Darm-Trakt, und zwar in der Form von Magenverstimmungen, Durchfall, einem gereizten Darm, Hyperaktivität (bei Kindern) und einem umnebelten Gehirn.

Viele Krankheiten, wie Autoimmunstörungen, Arthritis und andere Entzündungskrankheiten und Aufmerksamkeits-Defizit-Hyperaktivitätsstörungen sind mit jahrelangen, unbehandelten oder versteckten Allergien verbunden oder entstehen durch diese.

SYMPTOME

Allergien können eine Vielzahl von Symptomen auslösen, die so breit gefächert und unterschiedlich sind, dass es schwierig sein kann, hinter einem anderen Leiden eine Allergie zu entdecken. Häufige Reaktionen sind Niesen, tränende Augen, eine laufende Nase, Juckreiz, Dermatitis, Ohrenschmerzen, verstopfte Nasenpassagen, Kopfschmerzen, Nesselsucht, Blähungen, verschwommene Sicht, Krämpfe, häufiges Urinieren, Magenverstimmungen, Durchfall, Gasbildung, Ödeme, Müdigkeit, Depressionen, ein umnebeltes Gehirn, Konzentrationsstörungen, ein schlechtes Gedächtnis, Angstzustände, ein Schwächegefühl, Hyperaktivität, Schlaflosigkeit, Reizbarkeit, Gelenkschmerzen oder Muskelschmerzen. Weitere Symptome sind dunkle Ringe unter den Augen, rote oder brennende Ohren, ständiges Nasereiben (manche Menschen mit Allergien haben eine Falte direkt über ihrem Nasenwulst vom ständigen Nasereiben oder ein Nasenloch ist in Reiberichtung verlängert), entzündete Mandeln und ständig wiederkehrende Halsentzündungen, Hautausschläge, Ekzeme,

Verstopfung, Übelkeit, geblähter Magen, Sodbrennen, übermäßiges Schwitzen, extreme Speichelabsonderung, Bettnässen bei Kindern oder Stimmungsschwankungen.

URSACHEN

Das Immunsystem verursacht in seiner Bemühung, den Körper von allem zu befreien, was es als Eindringling ansieht, die allergischen Symptome. Das ist keine normale Reaktion und tritt nur bei den Menschen auf, die ein überstimuliertes oder übersensibles Immunsystem haben. Bei einem allergischen Menschen setzt eine bestimmte Zelle namens T2-Helferzelle einen Immunfaktor namens Interleukin-4 (IL-4) frei, wenn das Immunsystem auf ein Allergen wie Pollen trifft. Interleukin-4 veranlasst B-Zellen, IgE-Antikörper freizusetzen, die sich dann an Mastzellen anhängen. Die Mastzellen setzen eine Kaskade von Chemikalien (einschließlich Histamin) frei, die allergische Symptome fördert. Gamma-Interferon ist bei allergischen Menschen ebenfalls reduziert, es ist dafür verantwortlich, IL-4 zu stoppen. Ohne ausreichend Interferon ist die allergische Reaktion nicht kontrollierbar. Histamin ist verantwortlich für die Symptome wie tränende Augen, juckende Haut und mehr. Bei Asthmatikern ist die Situation noch schlimmer, weil das Immunsystem nicht nur Interleukin-4 freisetzt, sondern auch einen Immunfaktor namens Interleukin-6 (IL-6). Interleukin-6 verursacht bei Asthmatikern Schäden am Lungengewebe und kann, wenn es nicht kontrolliert wird, zu einer Abhängigkeit von Steroid-Medikamenten und Puffern führen. Der Schlüssel, um Allergien aufzuhalten, ist, die Freisetzung von Interleukin-4 zu stoppen und Interleukin-6 zu kontrollieren.

REZEPT FÜR DIE GESUNDHEIT

Nährstoff	Dosierung	Wirkung
Multivitamin mit Mineralien einschließlich Vitamin B6 und Vitamin B12 (Methyl-cobalamin) Vitamin C: 1000 mg	Nach Anweisung	Liefert eine Nährstoffbasis, repariert die durch eine Allergie geschädigten Schleimhäute, verringert die Schwere und das Auftreten allergischer Attacken
Celadrin™	1500 mg Kapselform pro Tag und/oder Creme	Hemmt die Immunfaktoren, die die allergische Reaktion fördern
Fischöl	3000 mg pro Tag	Hemmt die Entzündung
Magnesium	Dreimal täglich	Wirkt als Bronchienerweiterer und Antihistaminikum, lindert Stress
Verdauungsenzyme	1-2 Kapseln zu den Mahlzeiten	Unterstützt die Verdauung, hilft, Lebensmittelallergien zu minimieren, hilft einen Leckdarm zu reparieren
Pre- und Probiotika	Nach Anweisung	Verbessern die Darmflora, helfen Menschen mit Lebensmittelallergien und Asthma

GESUNDHEITSTIPPS FÜR EINE BESSERE HEILUNG

- Vermeiden Sie Allergene, wann immer Sie können.
- Beginnen Sie, ein Tagebuch zu führen und notieren Sie alles, was Sie essen, um zu sehen, ob es einen Zusammenhang mit Ihren Allergiesymptomen gibt. Vereinbaren Sie einen Termin bei einem Allergologen und lassen Sie sich auf mögliche Auslöser testen.
- Vermeiden Sie sulfithaltige Lebensmittel. Bier und Wein enthalten häufig Sulfite.
- Trinken Sie mindestens 8 bis 10 Gläser reines, sauberes, gefiltertes Wasser täglich, da Wasser die Histaminproduktion reguliert. Für jeden Saft und jedes koffeinhaltige Getränk, das Sie zu sich nehmen, trinken Sie ein weiteres Glas Wasser.
- Ernähren Sie sich abwechslungsreich, essen Sie nicht jeden Tag die gleichen Lebensmittel. Legen Sie Ihren Schwerpunkt auf natürliche, vollwertige Lebensmittel, wie Hülsenfrüchte, frisches Obst und Gemüse, Fisch, gesunde Fette und Öle sowie Nüsse und Samenkörner.
- Vermeiden Sie verarbeitete Lebensmittel und Fertiggerichte, da diese Chemikalien enthalten, die den Körper unter Stress setzen und keinen Nährwert haben.
- Verwenden Sie so viel Cayennepfeffer, Zwiebeln und Knoblauch wie möglich, da sie viel Quercetin enthalten.
- Stress kann Allergien verschlimmern, sorgen Sie daher für ausreichend Ruhe und Entspannung.

WEITERE EMPFEHLUNGEN

- Wenn Sie rauchen, hören Sie sofort damit auf. Wenn Sie nicht rauchen, aber Zigarettenrauch ausgesetzt sind, entfernen Sie sich aus dieser Umgebung oder bitten Sie Ihre Mitmenschen, die Zigarette auszumachen. Zigarettenrauch enthält 4.000 Chemikalien, darunter zahlreiche bekannte Karzinogene. Der Rauch, der vom angezündeten Ende aufsteigt, geht nicht durch einen Filter und ist giftiger als das, was vom Raucher inhaliert wird. Kinder, die in einer Umgebung aufwachsen, in der geraucht wird, sind anfälliger für Allergien und Asthma.

- Wenn die Anfälle durch Allergene aus der Luft ausgelöst werden, machen Sie Ihre Umgebung so weit wie möglich allergenfrei. Waschen Sie Ihre gesamte Bettwäsche und alle Decken wöchentlich, werfen Sie Ihre Teppiche raus, saugen und wischen Sie oft mit einem feuchten Tuch Staub und erlauben Sie Ihren Haustieren nicht, sich auf das Sofa oder die Sessel zu legen. Die Sitzmöbel sollten waschbare Überzüge haben. Sie können, wenn Sie das möchten, auch Ihr Haus auf Umweltgifte wie Blei und Asbest untersuchen lassen.

- Wenn Sie Kräuterheilmittel anwenden, denken Sie daran, dass die Kräuter möglicherweise zur gleichen Pflanzenfamilie gehören wie Ihre Allergene. Wenn Sie zum Beispiel gegen Hülsenfrüchte allergisch sind, reagieren Sie möglicherweise auch auf Rotklee, Sojabohnenextrakte oder Astragalus.

- Bei Männern mit Schnurrbart können sich die durch die Luft ausgelösten Allergien verschlimmern, da sich die Allergene auf der Oberfläche des Schnurrbarts ansammeln.

Siehe auch Asthma

Arthritis, Arthrose, Rheuma

Millionen Menschen leiden an der einen oder anderen Form von Rheuma, Arthritis oder Arthrose, und entgegen der allgemeinen Meinung ist es keine Krankheit, die nur ältere Menschen befällt. Es gibt 200 verschiedene Arten dieser Erkrankungen. Einige Formen befallen Kleinkinder, während andere in der Blüte ihres Lebens daran erkranken. Arthritis ist das häufigste chronische Leiden bei Frauen, besonders zwischen dem 15. und 40. Lebensjahr. Das US-amerikanische National Institute of Arthritis and Musculoskeletal and Skin Diseases berichtet, dass einer von sieben Amerikanern irgendeine Form von Rheuma, Arthritis oder Arthrose hat.

Arthritis („Arth" bedeutet Gelenk, „Itis" bedeutet Entzündung) besteht aus etwa 200 verschiedenen Erkrankungen, von Gicht bis hin zu rheumatoider Arthritis (nachfolgend finden Sie eine Teil-Liste). Während die meisten dieser Störungen eine Gelenk- oder Muskelentzündung mit sich bringen, sind bei anderen, wie Lupus, die Haut, die Lungen und die Nieren betroffen. Entzündungen, ein Verlust der normalen Gelenkfunktion und, was am wichtigsten ist, Schmerzen, sind die Markenzeichen einer Arthritis.

Arthrose, ist ein allmählicher Verschleiß des Knorpels an der Gelenkoberfläche, der die Gelenke abpolstert und so verhindert, dass die Knochen aneinander reiben. Neue Forschungsarbeiten haben auch ergeben, dass Arthrose auftritt, wenn die Fähigkeit, den normalen Knorpel zu regenerieren, beeinträchtigt ist. Wiederholte Aktivitäten und Sport- oder andere Verletzungen sowie die Alterung sind mit der Entwicklung von Arthrose verbunden.

Rheumatoide Arthritis (RA), die zweithäufigste Form, ist eine Autoimmunerkrankung. Das Immunsystem produziert Antikörper, die die Membranen des Synoviums um die schmierende Flüssigkeit in den Gelenken zerstören. Eine RA kann irgendwann beginnen und es kann Monate oder Jahre dauern, bis sie fortschreitet, aber bei etwa 25 Prozent der Patienten beginnt sie abrupt und ist schwer. Die Korrektur des Ungleichgewichts im Immunsystem ist der Schwerpunkt der Behandlung.

ARTEN VON RHEUMA, ARTHRITIS UND ARTHROSE

- Ankylotische Spondylitis
- Gicht (siehe *Gicht*)
- Infektiöse Arthritis
- Chronische Arthritis im Jugendalter
- Arthrose (die häufigste Art)
- Polymyalgia Rheumatica
- Pseudogicht (siehe *Gicht*)
- Psoriatische Arthritis (siehe *Psoriasis*)
- Raynaud-Phänomen (siehe *Raynaud-Krankheit/-Phänomen*)
- Reiter-Krankheit
- Rheumatoide Arthritis
- Sjögren-Syndrom (siehe *Sjögren-Syndrom*)
- Systemischer Lupus Erythematodes (siehe *Systemischer Lupus Erythematodes*)

SYMPTOME

Arthrose: Gewöhnlich tritt Arthrose nach dem 40. Lebensjahr auf mit den charakteristischen periodischen Gelenkschmerzen und der charakteristischen Steifheit, die sich über einen langen Zeitraum hinweg in ihrer Schwere steigern. Die Wissenschaftler glauben heute, dass diese Krankheit bereits mit 20 oder 30 Jahren beginnt, wir aber die Symptome erst bemerken, wenn wir 40 und älter sind. Die Gelenke beginnen zu schmerzen, schwellen an und sind in ihrem Bewegungsbereich eingeschränkt. Nachdem sich ein Großteil des Knorpels an der Gelenkoberfläche verändert hat, entwickeln sich Knochensporen in den Gelenkzwischenräumen.

Rheumatoide Arthritis: Die Gelenkschmerzen und die Steifheit der RA sind morgens deutlicher spürbar, und die Gelenke schwellen wie bei Arthrose an. Aber anders als Arthrose kann RA plötzlich und in jedem Lebensalter zuschlagen, sogar in der Kindheit (rheumatoide Arthritis im Jugendalter). Weitere Symptome sind Müdigkeit, Fieber, schlechte Stimmung, Anämie, Gewichtsverlust und nächtliches Schwitzen. Die Krankheit kann mit einer Deformierung der betroffenen Gelenke, wie der Hand- und Fußgelenke, fortschreiten. RA befällt die Gelenke symmetrisch, häufig beginnt sie an den kleinen Gelenken von Händen und Füßen und befällt später dann die größeren Gelenke. Um eine RA-Diagnose zu bestätigen, müssen vier der folgenden sieben Kriterien erfüllt sein:

1. morgendliche Steifheit, die mehr als eine Stunde lang andauert
2. die Arthritis ist symmetrisch
3. drei Gelenkbereiche sind gleichzeitig entzündet (nicht nur die knochige Überwucherung)
4. die Arthritis ist in irgendeinem Handgelenk präsent
5. es können subkutane Knötchen auftreten
6. die rheumatoiden Faktoren im Serum sind bei der Mehrzahl der Patienten erhöht
7. Erosionen oder eine Entkalkung werden durch Röntgenaufnahmen festgestellt

URSACHEN

Arthrose: Auch bekannt als „Verschleißarthritis", kann Arthrose, wie der Spitzname schon andeutet, aus einer sich ständig wiederholenden Bewegung, einer Überlastung des Gelenks durch schwere Beanspruchung, eine falsche Ausrichtung des Gelenks, Sport und Verletzungen entstehen. Übergewicht verschlimmert die Arthritis, da noch mehr Last auf den Gelenken liegt.

Eine schlechte Ernährung und Dehydrierung sowie bestimmte Lebensmittel und Umweltallergien können zu dem Leiden beitragen. Gewöhnlich wird auch die Alterung als Faktor genannt (70 Prozent der älteren Menschen leiden daran), und man geht davon aus, dass sie ein unvermeidbarer Aspekt der Alterung ist. Das ist aber nicht wahr. Wenn man die anderen Faktoren sorgfältig behandelt, kann man ein langes Leben ohne Arthrose leben.

Früher dachte man, Arthrose sei vorwiegend das Resultat eines defekten Knorpels. Heute weiß man, dass der Knorpel wichtig ist, dass aber auch Sehnen, Muskeln, Bänder und Knochen eine Rolle bei der Entwicklung von Arthrose spielen. Wir wissen heute auch, dass bestimmte Knorpel widerstandsfähiger gegen Schäden sind, so entwickeln zum Beispiel unsere Knöchel selten Arthrose. Die Handgelenke entwickeln seltener Arthrose als das Basisgelenk des Daumens. Frauen mit starken, gesunden Knochen (frei von Osteoporose) haben ein höheres Risiko, Arthrose zu entwickeln. Wissenschaftler vermuten, dass die biochemischen Prozesse, die helfen, die Reparaturrate in den Knochen zu erhöhen, den Knorpel schädigen.

Oder könnte es vielleicht sein, dass geschwächte Muskeln zu Arthrose beitragen? In einer Forschungsarbeit von Dr. Kenneth Brandt, einem Rheumatologen der Indiana Universität in Indianapolis, wurde eine Gruppe von 400 älteren Patienten untersucht. Er fand heraus, dass eine Schwäche im Quadrizeps (dem großen

Muskel an der Vorderseite der Oberschenkel, der hilft, das untere Bein zu heben und zu senken) in den meisten Fällen der Entwicklung von Arthrose vorausging. Er fand auch heraus, umso weniger Körpergewicht auf dem Gelenk lastete, je stärker der Muskel war. Dieser Faktor reduzierte die Knorpelschäden. Walking und Übungen mit Gewichten könnten ein viel wichtigerer Präventivfaktor sein als man bisher dachte.

Wenn die Arthrose erst einmal begonnen hat, wird das Immunsystem zum Antrieb der Gelenkschäden, indem es Immunbotenstoffe aussendet, die Knorpel und Knochen zerstören.

Rheumatoide Arthritis (RA): Stress und seine Fähigkeit, die Hormone zu beeinflussen, die Entzündungen auslösen, Allergien, Erbkrankheiten, Übergewicht, Nährstoffmängel, einige Impfstoffe, ein hyperaktives Immunsystem und sogar virale oder bakterielle Infektionen sind nur ein paar der potenziellen Ursachen von RA. Noch vor zehn Jahren hätten Rheumatologen nicht zugestimmt, dass diese Faktoren eine Rolle bei der Förderung von Arthritis spielen, aber die neue Forschung hat es bewiesen.

REZEPT FÜR DIE GESUNDHEIT

Es gibt viele Nährstoffe, von denen klinisch nachgewiesen wurde, dass sie die Behandlung von Rheuma, Arthritis und Arthrose unterstützen. Ich habe die verschiedenen Möglichkeiten in der Reihenfolge ihrer Bedeutung aufgeführt. Wenn Sie möchten, probieren Sie zuerst Celadrin in Kombination mit Biocell Typ-II-Kollagen und/oder Glucosamin.

Nährstoff	Dosierung	Wirkung
Multivitamin- und Mineral-Nahrungsergänzung mit B-Komplex und Vitamin B12 (Methylcobalamin) Vitamin D: 1200 IU Vitamin C: 1000 mg	Nach Anweisung	Liefert eine solide Nährstoffbasis, die die Entwicklung von Muskeln, Knorpeln und Knochen unterstützt. Hilft, eine gesunde Immunfunktion zu fördern und reguliert die Entzündungsfaktoren. Hilft auch bei der Synthese von Kollagen, der Kleber ähnlichen Substanz in dem Knorpel, und lindert die Schmerzen.
Celadrin™	Oral: 1500 mg Tablet-ten/Kapselform oder 1050 mg Softgel täglich Äußerliche Creme: täglich morgens und abends auftragen	Verringert Schwellungen und Schmerzen, verbessert die Beweglichkeit des Gelenks, hemmt die Entzündung sowie die Gelenkzerstörung.
Biocell Collagen II ™	500 mg dreimal täglich	Komplexeres Nährstoffspektrum als Glucosamin, kombinieren Sie es mit Celadrin.
Glucosamin	Nach Anweisung	Repariert den Knorpel, kombinieren Sie es mit Celadrin.

Fischöl	3000 mg pro Tag	Reduziert die Hormone (Eicosanoide), die für eine Verstärkung der Entzündung verantwortlich sind, beugt Knorpelschäden vor, verringert die damit verbundenen Schmerzen.
GLA aus Nachtkerzenöl oder Borretschöl	Erwachsene: 2000 mg Borretschöl oder 4000 mg Nachtkerzenöl täglich Kinder: 500-1000 mg Borretschöl oder 1000-2000 mg Nachtkerzenöl täglich	Lindert Schmerzen, Entzündungen und die morgendliche Steifheit (Studien haben auch einen geringeren Bedarf an NSAIDs ergeben).
Kurkuma (Curcumin)	Nach Anweisung	Entzündungshemmend
Enzyme	2 Kapseln täglich zwischen den Mahlzeiten auf leeren Magen	Verringern die Entzündung in den Gelenken, regulieren die Immunfunktionen, die das Gelenkgewebe weiter zerstören.
Boswellia (Weihrauch)	Standardisierte Dosis von 200-400 mg dreimal täglich	Entzündungshemmend, genauso wirksam wie NSAIDs
MSM	1-3 g pro Tag	Entzündungshemmend

GESUNDHEITSTIPPS FÜR EINE BESSERE HEILUNG

- Trinken Sie mindestens 8 bis 10 Gläser reines, sauberes, gefiltertes Wasser täglich, um Ihre Gelenkpolster vor einer Dehydrierung zu bewahren. Für jeden Saft und jedes koffeinhaltige Getränk, das Sie zu sich nehmen, trinken Sie ein weiteres Glas Wasser.

- Meiden Sie folgende Lebensmittel, um einem Aufflackern vorzubeugen: Zitrusfrüchte, Milch, Innereien, rotes Fleisch, Zuckerprodukte, Salz, Paprika und Cayennepfeffer, Tabak und Nachtschattengewächse (Kartoffeln, Auberginen, Tomaten, Paprika).

- Legen Sie den Schwerpunkt Ihrer Ernährung auf natürliche, vollwertige Lebensmittel: frisches Obst und Gemüse, Hülsenfrüchte, Vollkornprodukte, gesunde Fette und Öle, Meeresfrüchte und frischen Fisch. Sie sind der Schlüssel, um die Entzündung schon an der Quelle zu stoppen. Essen Sie schwefelreiche Lebensmittel, wie Knoblauch, Zwiebeln und Spargel.

- Sie sollten gelenkschonende Sportarten betreiben wie Wasseraerobic, Schwimmen, Rad fahren auf dem Heimtrainer und Joga. Passen Sie auf, dass Sie Ihre Gelenke nicht überlasten oder weitere Schmerzen und Entzündungen verursachen.

- Wenn Sie Übergewicht haben, nehmen Sie ab. Schon 10 Pfund zu viel können 40 Pfund zusätzlichen Druck auf Ihr arthritisches Knie oder Fußgelenk ausüben.

WEITERE EMPFEHLUNGEN

- Wenden Sie auf dem betroffenen Bereich warme oder kalte Kompressen an, um Schmerzen und Entzündungen zu lindern.

- Nehmen Sie ein heißes Bad oder gehen Sie in die Sauna, um die Gelenke warm zu halten.

- Verwenden Sie Cremes mit Celadrin und Menthol.

- Beginnen Sie, ein Tagebuch zu führen und notieren Sie alles, was Sie essen, um zu sehen, ob es einen Zusammenhang mit Ihren Symptomen von Rheuma, Arthritis bzw. Arthrose gibt. Vereinbaren Sie einen Termin bei einem Allergologen und lassen Sie sich auf mögliche Auslöser testen. Wenn Sie wissen, auf was Sie allergisch reagieren, vermeiden Sie diese Allergene.

- Seien Sie vorsichtig, wenn Sie langfristig nicht-steroidale entzündungshemmende Medikamente (NSAIDs), Celebrex, Aspirin oder Acetaminophen nehmen. Sie alle fördern Verdauungsprobleme. Siehe *Konventionelle Behandlungsmethoden, S. 22.*

- Wenn Sie Methotrexat nehmen, müssen Sie mit B-Vitaminen und Folsäure ergänzen, da dieses Medikament diese Nährstoffe reduziert und so Übelkeit und Durchfall fördert. Wenn der Mangel nicht behoben wird, kann sich eine perniziöse Anämie entwickeln.

Haustiere und Rheuma, Arthritis, Arthrose

Als Besitzerin von drei wunderschönen bengalischen Katzen, eine davon mit Arthrose aufgrund einer Hüftdysplasie, weiß ich, wie ich mich fühle, wenn eine von ihnen krank ist oder Schmerzen hat. Arthrose ist ein Leiden, das bei Haustieren häufig auftritt. Mehr als 20 Prozent der Hunde über einem Jahr leiden an diesem schmerzhaften, behindernden Zustand. Die Ursachen beim Haustier sind fast die gleichen wie beim Menschen: schlechte Ernährung, repetitiver Verschleiß der Gelenke und mit einer Gelenkzerstörung verbundene Erbkrankheiten. Das Familientier ist auch zum neuesten Opfer von Inaktivität und Übergewicht geworden. Übergewichtige Tiere leiden häufiger an Arthrose.

Die Tierärzte wenden Aspirin, Acetaminophen oder NSAID-Medikamente an. Die häufigste Nebenwirkung einer NSAID-Gabe bei Hunden ist eine Toxizität im Magen-Darm-Trakt, die von Erbrechen und Durchfall bis hin zu einem stillen Geschwür reicht. Die Besitzer der Tiere sind oft skeptisch gegenüber diesen Medikamenten, da sie Nebenwirkungen haben, und das sollten sie auch sein. Es gibt weit mehr Gegenanzeigen für diese Medikamente für Tiere als für Menschen. Das hat zu einer Verschiebung zugunsten alternativer Therapien zur Behandlung von Arthrose bei Tieren geführt. Die häufigste Behandlungsmethode ist Glucosamin, jedoch gibt es nur begrenzte Informationen, die seine Wirksamkeit bei Hunden zeigen. Die Forschung, die Celadrin bei Menschen, Ratten und Hunden getestet hat, hat innerhalb einer relativ kurzen Zeit eine großartige Verbesserung im Gelenk festgestellt.

Im Jahr 2001 wurden die Resultate eines klinischen Versuchs mit Celadrin zur Behandlung von Arthrose bei Hunden bei der renommierten Experimental Biology Konferenz präsentiert. Eine unabhängige Tierklinik wurde ausgewählt, um die Studie durchzuführen. Vor Beginn der Studie wurden die Hunde untersucht und es wurden Blut- und Urinproben genommen und analysiert. In die Studie wurden sowohl kleine als auch große Hunde aufgenommen, unabhängig von den aktuellen Medikamenten. Die Hunde wurden zu Beginn der Studie und 30 Tage später beurteilt. Jeder Hund erhielt täglich ein Futter mit Celadrin. Eine Standarddosis von zwei Portionen Futter pro 20 Pfund wurde festgelegt. 24 Hunde im Alter zwischen 8 und 13 Jahren wurden für die Studie ausgewählt. 75% der Besitzer stellten Verbesserungen beim Treppensteigen, dem Gang und dem täglichen Leben ihres Vierbeiners fest. Außerdem schienen die Hunde mehr Energie zu haben und glücklicher und temperamentvoller zu sein. Es gab keine Veränderungen bei der Blut- oder Urinanalyse.

Asthma

Nach Aussage der amerikanischen Lungengesellschaft leiden schätzungsweise 16 Millionen Amerikaner an Asthma, einem chronischen Lungenleiden, dessen Merkmal eine Entzündung der Atemwege ist. Asthma ist die häufigste chronische Krankheit bei Kindern, es sind doppelt so viele Jungen wie Mädchen betroffen. Die Schwere des Asthmas reicht von leicht bis lebensbedrohlich, Tausende von Menschen sterben jährlich an dieser Krankheit.

SYMPTOME

Charakteristisch für Asthma ist eine verstärkte Luftnot in den Bronchien, die dazu führt, dass die Atemwege sich verengen und entzünden. Die Anfälle beginnen mit einer übermäßigen Schleimproduktion, Husten, Atemschwierigkeiten und Keuchen. Die Verengung der Luftwege macht es für die Luft extrem schwer, in die Lungen hinein und aus den Lungen heraus zu gelangen.

Wiederholte Asthma-„Attacken“ fördern eine abnormale Verdickung und Verhärtung der Luftwege. Das Immunsystem reagiert ebenfalls und sondert Interleukin-6 ab, einen gefährlichen Immunfaktor, der schließlich das empfindliche Gewebe zerstört, das die Luftwege auskleidet. Wenn er nicht gerade an einem Asthmaanfall leidet, erscheint ein Asthmatiker im Allgemeinen gesund.

URSACHEN

Bei mehr als 50 Prozent der Asthmatiker liegen allergische Reaktionen auf Lebensmittel oder Umweltauslöser vor. Vererbung, Allergene, Nährstoffmangel und eine verstärkte Anwendung von Antibiotika bei Kleinkindern tragen allesamt zur Entwicklung von Asthma bei. Auspuffgase, Petrochemikalien, Zigarettenrauch, Hautschuppen von Tieren, Schimmelpilze, Staubmilben, Blumen- und Baumpollen sowie ein Anstieg der Luftverschmutzung stehen ganz oben auf der Umweltliste von Asthmaauslösern. Die häufigsten Lebensmittelallergien bei Asthmatikern sind Weizen, Milch, Eier, Tomaten und die Sulfite in Bier und Wein.

Mehrere Studien haben sich mit der Einwirkung von Allergenen aus der Luft in der Kindheit in Bezug auf Asthma beschäftigt. Die Kinder, die in einer niedrigen Höhe aufwachsen, haben deutlich höhere Asthmaraten. Außerdem tritt bei Kindern, die in den Monaten geboren werden, in denen viele Pollen fliegen, häufiger Asthma und allergische Rhinitis auf als bei denjenigen, die in Monaten geboren werden, in denen keine Pollen fliegen. Wenn es bei Ihnen in der Familie Allergien oder Asthma gibt oder Sie selbst eine Allergie oder Asthma haben, könnte die Wahl eines Monats mit wenig Pollen für die Geburt Ihres Babys ein wichtiger Faktor sein, um Ihr Kind vor zukünftigen Allergien zu schützen.

Eine Allergie auf Milchprodukte kann bei Kindern Ohrinfektionen auslösen, die erfolglos mit einer wiederholten Antibiotikatherapie behandelt werden. Antibiotika erzeugen Darmprobleme, die schließlich zum „Leckdarm"-Syndrom führen, wodurch unverdaute Nahrungspartikel durch die beschädigten Darmbereiche in den Blutstrom gelangen und allergische Reaktionen verursachen. Antibiotika sind auch mit einem übermäßigen Wachstum von Candida albicans Hefe verbunden, das die allergischen Symptome weiter verschlimmert.

Das führt zu einem Teufelskreis aus Allergie, Leckdarmproblemen, Ohrinfektionen, Antibiotika und einem übermäßigen Candida-Wachstum.

Babys von Eltern mit Nahrungsmittelallergien sollten so lange wie möglich gestillt werden. Wenn in der Familie Allergien auf Milchprodukte oder Weizen aufgetreten sind, sollten stillende Mütter dem Verzehr der Allergien auslösenden Lebensmittel vermeiden, um sicherzustellen, dass das Kind nicht auf die Antigene in der Muttermilch reagiert. Chronische Ohrinfektionen bei kleinen Kindern sind ein guter Indikator für eine Allergie auf Milchprodukte. Streichen Sie alle Milchprodukte, lassen Sie einen Test auf andere Allergien durchführen und sehen Sie, ob die Ohrinfektionsraten zurückgehen.

Der Zusammenhang zwischen Antibiotika und Asthma

Drei oder mehr Antibiotikabehandlungen im ersten Lebensjahr sind mit einem vierfachen Anstieg des Asthmarisikos verbunden. Forscher der Universität von Antwerpen, Belgien, haben bei Kindern mit Allergien in der Familie eine Verbindung zwischen der Anwendung von Antibiotika im ersten Lebensjahr und einem erhöhten Risiko, Asthma und allergische Störungen zu entwickeln, gefunden. Immunologen glauben, dass die ordnungsgemäße Entwicklung unseres Immunsystems und der Schutz vor Allergien mit einem frühen Kontakt mit bestimmten natürlichen Infektionen wie Erkältungen und Grippe verbunden sein könnten. (Nähere Informationen finden Sie weiter unten unter *Gesundheitsfakten*.)

Was löst Asthma aus?

Die meisten Asthmatiker sind gegen irgendeinen Wirkstoff allergisch. Diese Allergie wirkt dann als „Auslöser“, der den entzündlichen, Lungen schädigenden Asthmaprozess in Gang setzt. Es ist leicht, eine Allergie zu diagnostizieren, die sich schnell und klar in Form einer laufenden Nase und juckenden Augen präsentiert, nachdem man einem bestimmten Wirkstoff wie Katzen oder Erdnüssen ausgesetzt war. Viel schwerer ist es dagegen, eine Allergie zu entdecken, die nur vage Symptome hat oder Stunden braucht, um ihre Wirkungen zu zeigen (so genannte Allergien mit verzögertem Ausbruch). (Weitere Informationen finden Sie unter *Allergien*.)

Durch Sport herbeigeführtes Asthma

Einige Asthmaanfälle werden durch Sport ausgelöst. Übermäßiges Husten während des Sports ist ein frühes Warnzeichen dafür, dass Sie möglicherweise Asthma haben. Der Sport sollte jetzt aber nicht ganz aufgegeben werden, sondern man sollte sich leichtere Formen aussuchen. Laufen Sie an Tagen, an denen weniger Pollen fliegen, atmen Sie durch die Nase anstatt durch den Mund und nehmen Sie eine Extraportion Vitamin C, bevor Sie mit einer körperlichen Aktivität beginnen.

REZEPT FÜR DIE GESUNDHEIT

Wenn Sie momentan ein Medikament nehmen (wie zum Beispiel einen Inhalator), brechen Sie die Behandlung nicht ab. Wenn Sie die Nährstoffe unten nehmen und die Schutzmaßnahmen einhalten, werden Ihre Symptome seltener und weniger intensiv auftreten, wodurch Sie weniger Medikamente brauchen.

Nährstoff	Dosierung	Wirkung
Celadrin™	1500 mg Kapselform pro Tag, Creme hilft bei ASTHMA nicht.	Starker Entzündungshemmer, hemmt Immunfaktoren, die die Entzündung fördern.

Vitamin B6 (mit dem B-Komplex genommen)	Nach Anweisung	Repariert durch Allergien geschädigte Schleimhautmembrane, reduziert allergische Reaktionen.
Vitamin B12	Nach Anweisung	Lindert oder stoppt Keuchen
Vitamin C	1000mg zweimal täglich	Verringert Schwere und Häufigkeit von Allergieanfällen, schützt vor sportbedingtem Asthma.
Lycopin	10-30mg pro Tag	Schützt vor sportbedingtem Asthma, Antioxidans.
Magnesium	dreimal täglich	Stoppt Anfälle, wirkt als Bronchienerweiterer und Antihistaminikum, wird auch benötigt, um das Magnesium zu ersetzen, das bei einem Anfall verbraucht wird.
Fischöl	3000mg pro Tag	Reduziert die Entzündung
Pre- und Probiotika	Nach Anweisung	Verbessern die Darmflora, verringern allergische Reaktionen.
Gingko biloba	Nach Anweisung	Verringert Keuchen, Husten, Kurzatmigkeit und Häufigkeit der Anfälle.

GESUNDHEITSTIPPS FÜR EINE BESSERE HEILUNG

Beginnen Sie, ein Tagebuch zu führen und notieren Sie alles, was Sie essen, um zu sehen, ob es einen Zusammenhang mit Ihren Asthmasymptomen gibt. Vereinbaren Sie einen Termin bei einem Allergologen und lassen Sie sich auf mögliche Auslöser testen. Wenn Sie wissen, auf was Sie allergisch reagieren, vermeiden Sie diese Allergene.

Trinken Sie 8 bis 10 Gläser reines, sauberes, gefiltertes Wasser täglich, um die Histaminproduktion zu kontrollieren.

Hören Sie auf zu rauchen. Unter Allergien finden Sie weitere Informationen über Passivrauchen und Asthma bei Kindern.

WEITERE EMPFEHLUNGEN

Halten Sie sich fit und nehmen Sie Ihre überflüssigen Pfunde ab. Das Herumtragen von zusätzlichem Gewicht, besonders am oberen Teil des Körpers, kann die Lungenkapazität verringern und die Atmung erschweren.

90 Prozent der Asthmatiker sind „Mundatmer“ (im Gegensatz zu denjenigen, die durch die Nase atmen), wodurch Umweltgifte, Organismen und kalte Luft leichter in die Lungen gelangen können. Menschen mit Asthma atmen häufig auch die Luft nicht vollständig aus ihren Lungen aus. Üben Sie, tief durch Ihre Nase einzuatmen und dann die ganze Luft langsam durch Ihren Mund wieder auszuatmen. Machen Sie diese Übung fünfmal und wiederholen Sie sie mehrmals den Tag über.

Doppelt verglaste Fenster, Zentralheizung und energieeffiziente Häuser führen zu einem übermäßigen Auftreten von Staubmilben und Schimmelpilzen, die allergisches Asthma verschlimmern. Frische Luft ist überaus wichtig, und wenn Sie sich bemühen, ein allergenfreies Zuhause herzustellen, kann das helfen, Asthmaanfälle zu reduzieren. Weitere Tipps finden Sie unter *Allergien*.

Wenn Sie Kräuterheilmittel anwenden, denken Sie daran, dass die Kräuter zur gleichen Pflanzenfamilie gehören können wie Ihre Allergene.

Die Anwendung von zwei Inhalatoren pro Monat erhöht das Risiko für einen tödlichen Asthmaanfall. Der Missbrauch von Inhalatoren ist ein ernstes Problem. Wenn der Gebrauch von Inhalatoren ansteigt, muss auch die Dosis steigen, da der Körper im Lauf der Zeit tolerant wird. Ein übermäßiger Gebrauch von Inhalatoren erhöht auch das Risiko, Herzprobleme wie hohen Blutdruck oder einen Schlaganfall zu bekommen.

Früher Kontakt mit Infektionen kann Asthma stoppen
Professor Paolo Matricardi aus Rom stellte in „The British Medical Journal" fest, dass Mageninfektionen in der frühen Kindheit Menschen helfen können, Atemwegsallergien und Asthma später im Leben zu vermeiden. Die Forscher glauben, dass lebensmittelbedingte bakterielle Infektionen in der Kindheit dem Immunsystem helfen könnten, eine Widerstandsfähigkeit gegen Allergien aufzubauen.

Viele Wissenschaftler glauben, dass Umweltgifte und Umweltverschmutzung nur teilweise für den Anstieg der Asthmaerkrankungen verantwortlich sind. Matricardi und sein Forschungsteam zeigten, dass 1.659 Air Force Kadetten, die früh in ihrem Leben eine Magengrippe hatten und von Lebensmitteln übertragenen Bakterien und dem häufig auftretenden Magenbakterium Heliobacter pylori ausgesetzt waren, seltener an Asthma und Infektionen der oberen Atemwege litten.

Unsere Angst vor Bakterien und unsere Besessenheit von Sauberkeit ist über Bord gegangen. Matricardi stellte fest, dass „wir die Hygiene verbessern müssen, um die Auswirkungen von Infektionskrankheiten zu reduzieren, gleichzeitig aber lernen müssen, wie wir unser Immunsystem auf sichere Weise trainieren, besonders in der Kindheit, um Allergien vorzubeugen". Wir müssen erkennen, dass Kinderkrankheiten ein Trainingsplatz für unser Immunsystem sind. Damit unser Immunsystem sich richtig entwickeln kann, können ein paar Krankheiten in der frühen Kindheit eine gute Sache sein.

Wussten Sie schon? Zwischen 1980 und 1994 ist die Zahl der Kinder im Alter von 4 Jahren und jünger, die an Asthma leiden, um 300 Prozent gestiegen. Bei den Kindern im Alter zwischen 5 und 14 Jahren hat sich die Rate verdoppelt.

Darmerkrankungen

Millionen Menschen in Europa leiden an entzündlichen Darmerkrankungen (EDE).

EDE ist eine allgemeine Bezeichnung, die für die Morbus Crohn und Colitis ulcerosa verwendet wird, bei denen eine Entzündung des Darms eine Anämie, Fieber und Gewichtsverlust verursacht. Sie treten bei Männern und Frauen gleich häufig auf und schlagen tendenziell zwischen dem 16. und dem 40. Lebensjahr zu.

Bei Menschen mit EDE ist das Immunsystem nicht in der Lage, die Entzündungsreaktion nach unten zu regulieren. Die Entzündung verletzt das Epithel (die äußere Gewebeschicht im Darm und an anderen Stellen), was (unter anderen Symptomen) zu Magenbeschwerden und Gewebeschäden führt.

Colitis, auch Colitis ulcerosa genannt, ist eine Entzündung des Darms, die ein kontinuierliches Bedürfnis, auszuscheiden, verursacht (Durchfall). Sie kann leicht bis schwer sein.

Reizdarmsyndrom
Das Reizdarmsyndrom, auch spastischer Darm genannt, besteht, wenn der Dickdarm krampft und den Durchlauf von Abfall verhindert (Verstopfung) oder ihn zu schnell transportiert (Durchfall). Frauen leiden doppelt so häufig am Reizdarmsyndrom wie Männer. Das Amerikanische College für Gastroenterologie sagt, dass mehr als 50 Millionen Amerikaner am Reizdarmsyndrom leiden. Die „International Foundation for Bowel Dysfunction" sagt, dass das Reizdarmsyndrom nach einer normalen Erkältung gleich an zweiter Stelle bei den Gründen für eine Abwesenheit von der Arbeit steht. Das Reizdarmsyndrom wird häufig mit Colitis oder Morbus Crohn verwechselt, aber ihm fehlt die mit entzündlichen Darmerkrankungen verbundene Entzündung. Und es ist auch nicht so ernst – das Reizdarmsyndrom ist zwar eine lästige Störung, es erfordert aber weder eine Operation noch eine starke Medikation.

SYMPTOME

Obwohl jede Darmerkrankung anders ist, sind die Symptome so ähnlich, dass eine ordentliche Diagnose schwer sein kann. Zu diesem Problem kommt noch hinzu, dass die Symptome nicht ungewöhnlich sind und wir sie alle irgendwann einmal hatten. Aber wenn Sie regelmäßig an Sodbrennen, Übelkeit, Durchfall, Gasbildung, Blähungen, Aufstoßen, Bauchkrämpfen, Verstopfung oder Darmbewegungen in den Darmschlingen oder diese sich knäulen, leiden, sollten diese Probleme behoben werden, um schwereren Schäden vorzubeugen. Konsultieren Sie sofort Ihren Arzt, wenn Sie rektale Blutungen, Fieber, starke Bauchschmerzen oder eine Darmverstopfung haben.

URSACHEN

Die Verschlimmerung von Darmerkrankungen und Störungen ist untrennbar mit frittierten, fettigen Lebensmitteln, einer ballaststoffarmen Ernährung, einer Ernährung mit zu viel verarbeiteten Lebensmitteln oder dem Verzehr von zu viel Lebensmitteln verbunden. Wenn wir unseren Magen wie einen Mülleimer behandeln, indem wir Fertiggerichte essen und unsere Nahrung nicht ordentlich kauen, leiden Dünn- und Dickdarm unter den Folgen. Stress verschlimmert die Situation. Beim Reizdarmsyndrom ist die Ursache unbekannt, aber Depressionen, Stress und Lebensmittelallergien sind die Hauptauslöser.

Entzündliche Darmerkrankungen werden vom Immunsystem gefördert. Neue Beweise haben ergeben, dass die vom Immunsystem abgesonderten Entzündungsfaktoren (IL-1, IL-6 und IL-8) mit den Schäden an der Darmwand und der verstärkten Entzündung, die man bei Darmerkrankungen beobachten kann, verbunden sind. Momentan scheint es, als seien erhöhte IL-6-Spiegel mit Morbus Crohn verbunden, während höhere Spiegel von IL-8 eher für Colitis charakteristisch sind.

Im Fall von Morbus Crohn behauptet John Hermon-Taylor, ein Forscher der St. Georges Medical School in der Nähe von London, dass 55 Prozent der Milchviehherden in Westeuropa und Amerika mit einem Bakterium Mycobacterium paratuber-culosis (MAP) infiziert sind, das den Pasteurisierungsprozess, der derzeit angewandt wird, um Milch zu sterilisieren, überleben kann. (Auch die Wasserversorgung kann durch den Kuhdung infiziert werden, der in den Boden eindringt und das Quellwasser verseucht.) In dem normalen Pasteurisierungsprozess wird die Milch 15 Sekunden lang auf 72 Grad Celsius erhitzt. Um das MAP-Bakterium abzutöten, müsste sie aber doppelt so lange, oder 30 Sekunden lang, erhitzt werden. Zwar konnte keine definitive Studie nachweisen, dass Paratuberculosis Morbus Crohn auslöst, aber Spezialisten glauben, dass die wissenschaftlichen Beweise, die die Rolle eines infektiösen Wirkstoffs untermauern, steigen und dass sich die Behandlung von Morbus Crohn auf die Eliminierung der Milch und die Behandlung der Bakterien konzentrieren sollte.

REZEPT FÜR DIE GESUNDHEIT

Nährstoff	Dosierung	Wirkung
Celadrin™	1500 mg Kapselform pro Tag	Starker Entzündungshemmer, hemmt Immunfaktoren, die die Entzündung fördern.
Vitamin B12	Nach Anweisung	Behebt den Mangel, der durch die Schäden an den Wänden des Darmtrakts verursacht wird.
Multivitamin mit Mineralien	Nach Anweisung	Bietet eine solide Nährstoffgrundlage.
Folsäure	Nach Anweisung	Stoppt chronischen Durchfall. Sollte von Menschen mit Epilepsie nicht in Dosen über 400 µg genommen werden.
Vitamin D	1200 IU pro Tag	Reduziert entzündungsfördernde Immunfaktoren, behebt Mängel, die zu Knochenkrankheiten führen könnten.
Vitamin C	1000 mg Vitamin C pro Tag	Kontrolliert die Entzündung.
Kalzium und Magnesium	Nach Anweisung	Ist entzündungshemmend, behebt mögliche Mängel, hilft, Darmkrebs vorzubeugen

Verdauungsenzyme	1-2 Kapseln 15 Minuten vor den Mahlzeiten	Tragen zu einer ordnungsgemäßen Verdauung bei, reduzieren Entzündungen im Darm.
Eisen	10 mg pro Tag	Nur bei diagnostizierter Anämie einnehmen.
Probiotika	Nach Anweisung	Verbessern die Darmflora, reduzieren Durchfall, Reizdarm, Divertikulose und Verstopfung.
L-Glutamin	1000 mg pro Tag	Unterstützt die Gesundheit der Zotten (der Oberflächen, die die Absorption im Darm erleichtern).
Fischöl	3000 mg pro Tag	Reduziert die Entzündung, man geht davon aus, dass EPA das Leukotrien unter-drückt, das für die Signalisierung der Entzündung in der Darmauskleidung ver-antwortlich ist.
Nachtkerzenöl	500 mg zweimal täglich	Reduziert die Entzündung durch Hemmung der Immunfaktoren.

Pfefferminzöl (magensaftresistente Kapseln)	3-6 Kapseln pro Tag	Reduziert Krämpfe, lindert die Gasbildung, erhöht die Gallenflüssigkeit (wird hauptsächlich bei Patienten mit Reizdarmsyndrom angewandt).

GESUNDHEITSTIPPS FÜR EINE BESSERE HEILUNG

- Eliminieren Sie Lebensmittelallergien.

- Unterstützen Sie die Verdauung, indem Sie zu jeder Mahlzeit verdauungsfördernde Pflanzenenzyme nehmen. Wenn Sie an Gasbildung und Blähungen leiden und die Darmbewegungen sich nicht verbessern, produzieren Sie möglicherweise nicht genügend Magensäure, um Ihre Nahrung ordnungsgemäß aufzuspalten.

- Verdünnen Sie Ihre Magensäure oder die Enzyme nicht, indem Sie zu viel Flüssigkeit zu Ihrer Mahlzeit trinken.

- Essen Sie 7 bis 10 Portionen biologisch angebautes Obst und Gemüse täglich. Dämpfen Sie Ihr Gemüse und nehmen Sie Verdauungsenzyme. Essen Sie keine weißen Nudeln, weißen Reis oder Weißmehl und wählen Sie statt dessen vollwertige Produkte.

- Essen Sie eine halbe Tasse Naturjoghurt mit aktiven Kulturen täglich, außer wenn bei Ihnen eine Laktoseintoleranz vorliegt. Eine Laktoseintoleranz ist eine häufige Ursache von Darmproblemen. Streichen Sie sechs Wochen lang sämtliche Milchprodukte und schauen Sie, ob Ihre Darmbeschwerden nachlassen. Vergorene Soja- oder Reismilch sind großartige Alternativen, sie sind in vielen Geschmacksrichtungen erhältlich.

- Trinken Sie Wasser – 8 bis 10 Gläser reines, sauberes, gefiltertes Wasser täglich, aber trinken Sie es nicht während der Mahlzeiten, weil Sie dadurch Ihre Verdauungsenzyme verdünnen. Für jede Tasse mit einem koffeinhaltigen Getränk, die Sie trinken, trinken Sie ein weiteres Glas Wasser.

- Um Ihre Verdauungssäfte in Gang zu bringen, geben Sie einer Tasse Kräutertee frisch gepressten Zitronensaft hinzu und trinken Sie ihn 15 Minuten vor dem Essen. Kaffee reizt den Darm, steigen Sie deshalb auf Kräutertee um oder probieren Sie Grüntee. Grüntee hat nur ein Drittel so viel Koffein wie Kaffee und ist reich an Antioxidantien.

- Wenn sie alleine oder kombiniert genommen werden, sind effiziente Kräuter zur Beruhigung Ihres Bauchs zum Beispiel Ingwer, Pfefferminz und Fenchel. Probieren Sie auch die bitteren Heilpflanzen wie Löwenzahn, Wegerich, Schafgarbe, Beifuß oder bitteren Enzian oder nehmen Sie Schwedenkräuter vor dem Essen.

- Große Mahlzeiten sind schwer zu verdauen, probieren Sie deshalb, mehrmals am Tag eine kleine Mahlzeit zu sich zu nehmen. Das hilft nicht nur, Magenprobleme zu heilen, sondern hält auch Ihren Blutzucker in einem gesunden Bereich. Setzen Sie sich hin, entspannen Sie sich und genießen Sie Ihre Mahlzeit – denken Sie daran, dass die Verdauung bereits im Mund beginnt

- Reduzieren Sie Stress. Tun Sie, was immer Sie tun müssen, um Ihren Stresspegel zu senken. Meditation, Joga, Atemübungen und/oder ein Spaziergang im Park können helfen, die Auswirkungen von Stress auf den Darm zu reduzieren.

- Die Einnahme nicht-steroidaler entzündungshemmender Medikamente (NSAIDs) kann zu Geschwüren, Blutungen und Verdauungsproblemen im oberen Magen-Darm-Trakt führen. Es gibt viele sichere Alternativen zu NSAIDs. Siehe *Naturheilmittel* am Anfang dieses Buchs.

- Vermeiden Sie Diätgetränke, da sie gewöhnlich Aspartam enthalten, eine künstliche Substanz, die möglicherweise gesundheitsschädlich ist. Sorbit und andere künstliche Süßstoffe können Gase und Blähungen erzeugen und den Durchfall verstärken, weißer Zucker senkt die Immunität. Probieren Sie statt dessen die pflanzlichen Süßstoffe Stevia oder Xylit.

- Treiben Sie regelmäßig Sport. Joga oder Tai Chi sind großartig zur Verbesserung des Kreislaufs, zur Linderung von Spannungen und zur Förderung einer gesunden Verdauung und Ausscheidung. Dehnübungen, bei denen Sie Ihre Zehen berühren oder Ihre Knie bis zur Brust ziehen müssen, sind auch gut, um den Darm dazu zu bringen, sich zu bewegen.

- Ein Chiropraktiker kann möglicherweise ebenfalls eine gewisse Linderung bieten, wenn Ihre Wirbelsäule verschoben ist.

- Auch ein Akupunkteur kann möglicherweise Linderung bieten und die Erforderlichkeit einer Operation reduzieren.

Gesundheitsfakt

Dr. Sherry Rogers sagt in ihrem Buch „No More Heartburn" (Kensington Books, 2000), dass 90 Prozent der Darmprobleme durch eine einfache Ernährungsumstellung, die Eliminierung von Allergien verursachenden Lebensmitteln und Candida albicans, die Reduzierung von Stress und eine Verbesserung des Immunsystems gelindert werden können.

Ekzeme

Ekzeme sind ein allergisches Leiden, bei dem Abnormalitäten im Immunsystem eine übermäßige Erzeugung von Entzündungen und allergischen Reaktionen in der Haut fördern. Das führt zu einer schwachen Widerstandskraft gegen Hautbakterien und Viren. Schätzungsweise 10 Prozent der Nordamerikaner leiden an Ekzemen. Sie treten häufig bei Kleinkindern und Säuglingen auf und verschwinden häufig, wenn das Kind Zähne bekommt oder immunisiert wird. Es gibt fünf Arten von Ekzemen: atopische (allergische), infantile seborrhoische, adulte serborrhoische, Kontaktallergien auf arbeitsbedingte Reizstoffe und allergische Kontaktdermatitis.

SYMPTOME

Ekzeme jucken stark, die Haut kann fleckig, dick und schuppig sein, nässen oder verkrusten, sie kann auch ihre Farbe verändern. Die Hautentzündung tritt üblicherweise an den Handgelenken, den Knöcheln, im Gesicht und in den Kniekehlen, hinter den Ohren, zwischen den Fingern und an den Ellenbogen auf. Eine Hautverdickung tritt häufig nach zu starkem Kratzen und Reiben auf, und auch bakterielle oder virale Infektionen sind häufig.

URSACHEN

Kinder bekommen häufiger Ekzeme, wenn es in der Familie eine Geschichte von Asthma, Ekzemen oder Heuschnupfen gibt. Zu den Auslösern gehören Stress, Infektionen und Klimaveränderungen. Stress ist ein wichtiger Faktor beim Aufflackern von Ekzemen bei Erwachsenen. Menschen mit Ekzemen haben oft Allergien, die durch Allergietests nachgewiesen werden können, erhöhte IgE-Spiegel sowie eine Familiengeschichte dieses Leidens. Häufige Allergene sind Lebensmittelzusatzstoffe, Konservierungsstoffe, Milch, Eier, Weizen, Soja, Tomaten, Orangen und Erdnüsse.

Ekzeme können das Resultat anderer Leiden, wie Candida albicans, Leckdarmsyndrom und eines Mangels an Magensäure sein. Menschen mit Ekzemen haben häufig eine schlechte Verdauung, was die allergischen Reaktionen verstärkt. Auch ein starker Mangel an essenziellen Fettsäuren ist mit der Entwicklung von Ekzemen verbunden, da die Haut in diesem Fall nicht in der Lage ist, die Feuchtigkeit richtig zu halten.

Bei Kontaktallergien auf arbeitsbedingte Reizstoffe und allergischer Kontaktdermatitis ist der Kontakt mit Umweltallergenen, wie Metalllegierungen in Reißverschlüssen und Schmuck, Kosmetika, Parfums, Gummi, Latex und giftigem Efeu, die Quelle des Problems. Die infantile Seborrhoe ist besser bekannt als Milchschorf und die adulte Seborrhoe ist eine rote, trockene, fleckige Haut, die auch als leichte Kopfschuppen auftreten kann.

REZEPT FÜR DIE GESUNDHEIT

Nährstoff	Dosierung	Wirkung
Celadrin™	Oral: 1500 mg Kapselform täglich Äußerliche Creme: zweimal täglich auftragen, wenn die Haut intakt ist	Starker Entzündungshemmer, hemmt Immunfaktoren, die die Entzündung in der Haut fördern.
Fischöl	Erwachsene: 3000 mg pro Tag Kinder von 5 bis 12 Jahren: nach Anweisung	Reguliert die Entzün-dungsprostaglandine, stellt ausreichende EFA-Spiegel sicher, erhält die Integrität der Haut.
Multivitamin mit Mineralien	Nach Anweisung	Bietet eine solide Nährstoffgrundlage.

GLA aus Nachtkerzenöl oder Borretschöl	Erwachsene: 2000 mg Borretschöl oder 4000 mg Nachtkerzenöl täglich Kinder: 500-1000 mg Borretschöl oder 1000-2000 mg Nachtkerzenöl täglich	Verringert die Entzündung in der Haut, verbessert die Feuchtigkeitsspeicherung.
Traubenkernextrakt	Dreimal täglich	Entzündungshemmend, anti-allergisch, stoppt die Freisetzung von Histamin.
Verdauungsenzyme	1-2 Kapseln 15 Minuten vor jeder Mahlzeit	Unterstützt die Verdauung, siehe HCI bei den Gesundheitstipps unten

GESUNDHEITSTIPPS FÜR EINE BESSERE HEILUNG

- Beginnen Sie, ein Ernährungstagebuch zu führen, und notieren Sie alles, was Sie essen, um zu sehen, ob es einen Zusammenhang mit Ihren Asthmasymptomen gibt. Vereinbaren Sie einen Termin bei einem Allergologen und lassen Sie sich auf mögliche Auslöser testen. Wenn Sie wissen, auf was Sie allergisch reagieren, vermeiden Sie diese Allergene.

- Lassen Sie Ihre Schilddrüse untersuchen. Eine schwache Schilddrüsenfunktion beeinträchtigt das Immunsystem.

- Nehmen Sie keine das Immunsystem stärkenden Mittel, die die Makrophagenfunktion verbessern, da diese die Entzündung Ihrer Hautzellen verstärken.

- Essen Sie 7 bis 10 Portionen Obst und Gemüse täglich. Wenn Sie bisher nicht regelmäßig rohes Gemüse gegessen haben, beginnen Sie mit gedünstetem, das ist leichter für Ihr Verdauungssystem. Essen Sie reichlich Kaltwasserfisch (Lachs, Hering, Heilbutt, Makrele), Löwenzahnblätter (erhältlich im Naturkostladen oder pflücken Sie sie an einem Ort, der nicht mit Pestiziden behandelt wurde) und Samen- und Nussöle, die reich an essenziellen Fettsäuren sind. Diese Lebensmittel helfen, Ekzeme zu heilen.

- Meiden Sie frittierte Lebensmittel, Fleisch, Lebensmittel, die viel Zucker oder andere raffinierte Kohlenhydrate enthalten (wie Weißbrot), Koffein, Alkohol und Milchprodukte.

WEITERE EMPFEHLUNGEN

- Nehmen Sie äußerlich aufzutragende Cremes, die Celadrin enthalten.

- Nehmen Sie ein hypoallergenes Waschmittel und spülen Sie Ihr Bettzeug, Ihre Handtücher und Ihre Kleidungsstücke doppelt, um Waschpulverrückstände auszuwaschen. Nehmen Sie keinen Weichspüler und keine Dufttücher für den Wäschetrockner, sie sind oft eine Quelle für Hautirritationen und Allergien.

- Trinken Sie Wasser – 8 bis 10 Gläser reines, sauberes, gefiltertes Wasser täglich.

- Die langfristige Anwendung von Kortisonsalben kann schwere Nebenwirkungen und eine Verdünnung der Haut verursachen. Sie sollten nicht ständig angewandt werden. Vermeiden Sie die Anwendung bei kleinen Kindern und suchen Sie nach zugrunde liegenden Allergien, bevor chronische Hautentzündungen auftreten.

Fibromyalgie (FM)

Fast 1 Million Menschen in Deutschland leiden an Fibromyalgie, einer Multisystemstörung. Dieses häufige rheumatische Syndrom wird auch als die „unsichtbare Krankheit“ bezeichnet, da es schwer zu diagnostizieren ist. Die Wurzel des Namens Fibromyalgie liegt im lateinischen „fibra“, das bedeutet Faser, „myo“ für Muskel und „algia“ für Schmerzen.

Charakteristisch für Fibromyalgie sind weit verbreitete Schmerzen überall in den Muskeln, Steifheit und chronische Schmerzen. Mehr Frauen als Männer sind davon betroffen, und sie schlägt gewöhnlich zwischen dem 30. und 60. Lebensjahr zu.

15 bis 30 Prozent aller Besuche bei Rheumatologen sind durch Fibromyalgie bedingt. Man geht davon aus, dass die Schmerzen der Fibromyalgie durch eine Straffung und Verdickung des dünnen Gewebefilms, der die Muskeln zusammen hält, verursacht werden. Die Diagnose Fibromyalgie wird bestätigt, wenn Ihr Arzt Schmerzen oder eine schmerzhafte Spannung in 11 von 18 Triggerpunkten findet, die sich in den Knien, der Hüfte, dem Brustkorb, der Schulter und dem Genick befinden.

SYMPTOME

Viele Symptome der Fibromyalgie überschneiden sich mit denen des chronischen Müdigkeitssyndroms (CFS). Es gibt nur einen großen Unterschied zwischen den beiden. Bei CFS tritt eine ausgeprägte Müdigkeit auf, bei Fibromyalgie ausgeprägte Muskelschmerzen. Die Behandlung des chronischen Müdigkeitssyndroms konzentriert sich auf die Eliminierung der Viren, die möglicherweise die Müdigkeit verursachen.

Die Fibromyalgiebehandlung versucht, die Entzündungsfaktoren zu reduzieren, die die Schmerzen und Schwellungen in den

Gelenken und Muskeln verursachen. Wegen der vielen Symptome von Fibromyalgie und chronischem Müdigkeitssyndrom ist möglicherweise eine kombinierte Behandlung erforderlich, um die Leiden in den Griff zu bekommen.

Die Symptome der Fibromyalgie sind vielfältig und bei jedem Patienten anders. Es können folgende Symptome auftreten: Allergien, Angstzustände, geistige Verwirrung, Müdigkeit, Menstruationsbeschwerden, geriffelte Fingernägel, Steifheit, Unfähigkeit, Sport zu treiben, Magen-Darm-Probleme, Depressionen, Stimmungsschwankungen, Kopfschmerzen, Empfindlichkeit gegenüber Licht, Geräuschen oder Gerüchen, Schwindelgefühl, Herzklopfen, Karpaltunnelsyndrom, berührungsempfindliche Haut, geschwollene Gelenke und Schmerzen im ganzen Körper.

Nicht erholsamer Schlaf ist ein wichtiges Symptom, die Betroffenen schlafen zwar, fühlen sich aber nie ausgeruht. Wenn die Menschen ihre Muskelmüdigkeit beschreiben, vergleichen sie sie häufig mit tagelangem Schnee schippen oder tagelanger Gartenarbeit ohne Pause oder dem Gefühl, die Muskeln seien gestreckt und auseinandergerissen.

Die einzigartige Natur der Symptomsammlung jedes einzelnen Patienten macht es schwer, Fibromyalgie zu diagnostizieren. Viele Tests, wie Urin- und Bluttests, CAT-Untersuchungen, Magnetresonanzuntersuchungen, Röntgenuntersuchungen und mehr können durchgeführt werden, ohne ein klares Anzeichen dafür zu finden, was mit dem Patienten nicht stimmt. Die Patienten werden oft an Psychiater überwiesen. Für die Menschen mit Fibromyalgie wird das Leben unerträglich. Für Familie und Freunde kann es ebenfalls sehr schwer sein, diese Schattenkrankheit zu verstehen.

URSACHEN

Es kann kein einzelner Grund herausgedeutet werden, aber man glaubt, dass mehrere Stressoren, ein traumatisches emotionales oder körperliches Ereignis und/oder depressive Episoden, die die Funktion des Immunsystems stören, zu diesem Leiden beitragen. Man vermutet, dass es eine Verbindung zwischen Fibromyalgie und chronischem Müdigkeitssyndrom gibt, da die Fibromyalgiepatienten gewöhnlich vorher eine extreme, nicht nachlassende Müdigkeit verspüren. Auch Viren könnten beteiligt sein, wie das Epstein-Barr-Virus, oder aber Pilze wie Candida albicans. Neuere Forschungsarbeiten zeigen, dass eine nicht erkannte Borreliose die Wurzel sein könnte. Eine Schwermetall- oder Chemikalientoxizität sowie Nährstoffmängel sind wichtige Spieler beim Fortschreiten der Fibromyalgie. Man glaubt, dass auch Allergien eine Rolle bei Fibromyalgie spielen, und diese müssen zuerst diagnostiziert und behoben werden, damit eine Heilung eintreten kann. Bei Menschen mit Fibromyalgie findet man auch niedrige Serotonin- und DHEA-Spiegel. Die Ärzte müssen die kausalen Schichten jedes Symptoms entfernen und jedes Symptom einzeln behandeln, um diese Störung zu beheben.

Der Entzündungsfaktor

Das Immunzytokin Interleukin-6 ist ein Faktor, der Schmerzen und Entzündungen verursacht. Hohe Spiegel des Stresshormons Kortisol bringen das Immunsystem dazu, Entzündungsfaktoren abzusondern. Viele Menschen, die an Fibromyalgie leiden, mussten feststellen, dass keine der Nahrungsergänzungen, die sie probiert haben, gewirkt hat. Dafür gibt es einen guten Grund. Fibromyalgie wird durch die Freisetzung von Interleukin-6 verschlimmert, und bevor wir diesen starken entzündungsfördernden Immunfaktor nicht abstellen, gelangen wir nicht zur Wurzel des Problems.

REZEPT FÜR DIE GESUNDHEIT

Nährstoff	Dosierung	Wirkung
Multivitamin mit Mineralien	Nach Anweisung	Bietet eine solide Nährstoffgrundlage, die die Entwicklung von Muskeln, Knorpeln und Knochen unterstützt, hilft, eine gesunde Immunfunktion zu unterstützen, reguliert Entzündungsfaktoren. Hilft auch bei der Synthese von Kollagen, der Kleber ähnlichen Substanz im Knorpel und reduziert Schmerzen.
Celadrin™	Oral: 1500 mg Kapselform täglich Äußerliche Creme: zweimal täglich auftragen	Reduziert Schwellungen und Schmerzen und verbessert die Beweglichkeit des Gelenks, hemmt die Entzündung und die Gelenkzerstörung.
Magnesium	Dreimal täglich	Wird für 300 enzymatische Reaktionen benötigt, beruhigt die Entzündung in den Muskeln.
L-Carnitin	500 mg täglich	Verbessert die Energieproduktion, behebt die Müdigkeit.

GESUNDHEITSTIPPS FÜR EINE BESSERE HEILUNG

- Essen Sie eine ausgewogene Nahrung aus frischem Obst und frischem Gemüse, gesunden Ölen, Nüssen und Samenkörnern, Vollkorngetreide und frischem, wildem Fisch, um Fibromyalgie zu bekämpfen. Nehmen Sie häufiger am Tag kleinere Mahlzeiten zu sich, um den Blutzuckerspiegel zu erhalten.

- Vermeiden Sie verarbeitete, raffinierte Lebensmittel, sie enthalten viel Zucker, Salz und gehärtete Fette.

- Trinken Sie reichlich reines, sauberes, gefiltertes Wasser – 8 bis 10 Gläser täglich. Für jede Tasse eines Getränks (außer Kräutertee), die Sie trinken, trinken Sie ein weiteres Glas Wasser.

- Streichen Sie Alkohol, Zigaretten und Koffein.

- Treiben Sie regelmäßig Sport, aber überfordern Sie sich dabei nicht. Schonende, moderate Sportarten verbessern Ihren Kreislauf, Ihre Stimmung und Ihr allgemeines Wohlbefinden. Schon an Ihren Briefkasten zu laufen oder auf einem Stuhl zu sitzen und Arme und Beine anzuheben, kann hilfreich sein.

WEITERE EMPFEHLUNGEN

- Lachen Sie! Leihen Sie sich Videofilme aus, schauen Sie sich einen Comic an und treffen Sie sich mit lustigen Freunden. Lachen kann genau wie Sport die Stimmung verbessern. Bewahren Sie sich eine positive Einstellung zum Leben.

- Stellen Sie sicher, dass Sie ausreichend ruhen.

- Machen Sie Atemübungen, um eine ausreichende Sauerstoffaufnahme sicherzustellen.

- Eine Entgiftung ist extrem wichtig. Die Sauna ermöglicht es,

Toxine über die Haut auszuscheiden. Trockenes Bürsten vor einer Dusche oder einem Bad erhöht die Zirkulation und stimuliert den Fluss der Lymphe, und innerliche Kräuterreiniger, kombiniert mit Ballaststoffen, scheiden Abfall aus den Därmen aus und unterstützen Leber und Nieren. Nehmen Sie jeden Abend ein Bad mit Backpulver. Schütten Sie eine Tasse in Ihr Bad, lassen Sie das Wasser durch Ihren Filter laufen, anstatt durch die Wasserleitung, um sicherzustellen, dass Sie nicht mit chlorhaltigem Wasser duschen oder baden.

- Beginnen Sie, ein Ernährungstagebuch zu führen, und notieren Sie alles, was Sie essen, um zu sehen, ob die Symptome oder deren Intensität ansteigen, wenn Sie bestimmte Lebensmittel zu sich nehmen. Vereinbaren Sie einen Termin bei einem Allergologen und lassen Sie sich auf mögliche Auslöser testen. Wenn Sie wissen, auf was Sie allergisch reagieren, vermeiden Sie diese Allergene. Sie sollten sich auch auf Umweltallergien testen lassen.

- Lassen Sie das Amalgam aus Ihren Zähnen entfernen, um Ihre toxische Belastung zu reduzieren.

- Massage, Akupunktur und chiropraktische Behandlungen können die Heilung beschleunigen.

- Wenn Sie einen schlechten Tag hatten, ruhen Sie sich aus. Genießen Sie Ihre guten Tage voll, ohne sich selbst zu überfordern.

- Da es mehrere Ursachen für diese Krankheit gibt, gibt es auch mehrere Heilmethoden. Was bei einem Patienten hilft, hilft aufgrund der biochemischen Einzigartigkeit bei einem anderen möglicherweise überhaupt nicht. Geben Sie nicht auf. Das wichtigste Geschenk ist die Kraft der Zuversicht.

Gingivitis

Gingivitis ist eine Schwellung oder Entzündung des Zahnfleischgewebes. Wird die Gingivitis nicht korrigiert, werden 30 Prozent aller Fälle zu einer Periodontitis, einem Leiden, bei dem die Bakterien sich vom Zahnfleisch aus auf die Knochen ausgebreitet haben, was möglicherweise zu einem Verlust der Zähne, einem erodierten Kieferknochen und einer Zahnoperation führt.

In der Vergangenheit hat Gingivitis keine großen Bedenken ausgelöst, aber eine Studie aus dem Jahr 1998 hat ergeben, dass Männer mit Zahnfleischerkrankungen im Vergleich zu Männern mit gesundem Zahnfleisch viereinhalbmal häufiger Herzkrankheiten bekommen. Man glaubt, dass der Zusammenhang durch die Bakterien zustande kommt, die durch das Zahnfleisch in den Blutstrom gelangen.

Eine andere Studie entdeckte, dass Menschen mit Zahnfleischerkrankungen 50 Prozent mehr Plaquen in ihren Halsschlagadern hatten als Menschen mit gesundem Zahnfleisch. Der Aufbau von Plaquen ist ein großer Risikofaktor für einen Schlaganfall. Im Juni 2000 wurde mitgeteilt, dass eine Studie, in der 1.000 schwangere Frauen beobachtet wurden, ergeben hatte, dass bei den Patientinnen mit Zahnfleischerkrankungen achtmal häufiger Frühgeburten auftraten.

SYMPTOME

Das Zahnfleisch wird hellrot, gespannt, geschwollen und blutet leicht. Das Zahnfleischgewebe zieht sich von den Zähnen zurück. Es kann auch ein kontinuierlicher Mundgeruch entstehen.

URSACHEN

Bakterien, die durch das Zähneputzen und das Reinigen mit Zahnseide nicht entfernt wurden, sitzen unter dem Zahnfleisch und führen schließlich zu einer Infektion. Andere Faktoren, die zu einer Gingivitis beitragen können, sind Rauchen, zu festes Zähne putzen, zu lockerer Zahnersatz, Nährstoffmängel, Stress, ein geschwächtes Immunsystem und eine Ernährung mit viel raffinierten Kohlenhydraten und Zucker. Veteranen, die an posttraumatischen Stressstörungen leiden, haben häufiger Zahnfleischerkrankungen, wie Gingivitis.

Erhöhte Hormonspiegel in der Schwangerschaft verstärken die körpereigene Reaktion auf Plaquen im Mund und erhöhen die Wahrscheinlichkeit, Gingivitis zu bekommen. Wenn eine gute Zahnhygiene praktiziert wird, sollte das nicht zu einem Problem werden. Menschen mit Diabetes sind bekanntlich anfälliger für Gingivitis als Menschen ohne Diabetes. Aber wenn der Diabetes gut unter Kontrolle ist, hat man auch die Gingivitis im Griff.

REZEPT FÜR DIE GESUNDHEIT

Nährstoff	Dosierung	Wirkung
Multivitamine mit Mineralien	Nach Anweisung	Bieten eine ausreichende Nährstoffunterstützung
Celadrin™	1500 mg Kapselform täglich	Hemmt die Entzündung.
Pre- und Probiotika	Nach Anweisung	Liefern freundliche, schützende Bakterien in das gesamte Verdauungssystem.
Oreganoöl	3 Tropfen dreimal täglich	Antibakteriell, antifungal
Teebaumöl-Mundspülung	Zweimal täglich gurgeln	Antibakteriell, antifungal

Cranberry-Extrakt	Nach Anweisung	Kann verhindern, dass Bakterien sich an das Zahnfleisch heften.
Salbeitee	Über den Tag verteilt trinken	Beruhigt entzündetes Zahnfleisch, antioxidativ, entzündungshemmend.

GESUNDHEITSTIPPS FÜR EINE BESSERE HEILUNG

- Suchen Sie alle sechs Monate Ihren Zahnarzt auf und lassen Sie sich versteckte Plaquen aus schwer zu erreichenden Bereichen entfernen.
- Kauen Sie Kaugummi mit Xylit, er hilft, Plaquen zu entfernen und Gingivitis zu reduzieren.
- Reinigen Sie mindestens alle zwei Tage Ihre Zähne mit Zahnseide, um den Aufbau von Plaquen unter dem Zahnfleisch zu entfernen.
- Wenn Sie Ihre Zähne putzen, vergessen Sie Ihre Zunge nicht.
- Bürsten Sie Ihre Zunge oder verwenden Sie einen Zungenkratzer, um die Bakterien zu entfernen, die sich in der Schleimhaut der Zunge verstecken.
- Trinken Sie 8 bis 10 Gläser reines, sauberes, gefiltertes Wasser täglich – nicht aus der Leitung. Für jedes Glas Saft sowie jedes alkoholische und koffeinhaltige Getränk, das Sie trinken, trinken Sie ein weiteres Glas Wasser.
- Ernähren Sie sich ausgewogen mit viel natürlichen, vollwertigen Lebensmitteln, wie Vollkorngetreide, frischem Obst und

Gemüse, Hülsenfrüchten, Nüssen und Samenkörnern und frischem Fisch. Vermeiden Sie verarbeitete und raffinierte Lebensmittel, die viel Zucker, weißes Mehl und schlechte Fette enthalten.

WEITERE EMPFEHLUNGEN

- Hören Sie auf zu rauchen. Tabak hinerlässt einen Teerfilm auf der Zunge, den Zähnen und dem Zahnfleisch, der die Infektionen verschlimmern und die Heilung verzögern kann. Er kann auch zu Mundkrebs führen.

- Wenn Sie Ihre Zähne nicht jeden Abend mit Zahnseide reinigen können, gibt es eine Zahnbürste namens Sonicare, die akustische Energie aussendet. Sie reinigt die Bereiche, die früher nur mit der Zahnseide erreichbar waren.

- Wenn Sie nicht bürsten können, probieren sie Brausetabletten mit Natriumbicarbonat, Zitronensäure und Siliziumdioxid. Sie bilden Blasen, um die übrig gebliebenen Nahrungspartikel zu entfernen. Oder nehmen Sie einen Zahnstocher.

- Mundpiercings erhöhen das Infektionsrisiko, deshalb sollte in diesem Fall der Mundhygiene besondere Aufmerksamkeit gewidmet werden.

Gesundheitsfakt

Gingivitis trat bei den Soldaten im ersten Weltkrieg sehr häufig auf, deshalb bekam sie den Spitznamen „Grabenmund“. Man ging allgemein davon aus, das sie durch schlechte Hygienepraktiken verursacht wurde. Schlechte Hygiene ist zwar eine der Hauptursachen, aber auch Stress sollte als wichtiger Faktor nicht übersehen werden. Stress unterdrückt das Immunsystem und verhindert, dass es schnell und effizient auf Bakterien reagiert.

Gicht

Die Gicht, für die ein extrem schmerzender großer Fußzeh charakteristisch ist, kann auch andere Gelenke befallen. Sie ist eine häufige Art von Arthritis und befällt meist Männer.

95 Prozent der Patienten sind männlich. Gicht entsteht, wenn sich Harnsäure im Körper aufbaut, die in den Gelenken und anderem Gewebe kristallisiert. Harnsäure ist ein Nebenprodukt des Proteinstoffwechsels, besonders beim Verzehr von purinreichen Lebensmitteln (wie Innereien, Bohnen und Hülsenfrüchten) oder Bier und Wein.

Wenn zu viel Harnsäure im Blut ist, wird sie in die Gelenke, die Nieren und die Haut ausgeschieden, wo sie Entzündungen, Nierenschäden und hohen Blutdruck sowie Hautablagerungen und Knötchen von Gichtkristallen verursacht. Die Gicht kommt und geht, und ihre Dauer variiert von ein paar Tagen bis zu ein paar Wochen, je nachdem, wie intensiv die kausalen Faktoren waren.

Pseudogicht, auch bekannt als Kalziumpyrophosphat Dihydrat Kristallablagerung ist der Gicht ähnlich, mit der Ausnahme, dass Kalzium in den Gelenken kristallisiert anstatt Harnsäure und sie gewöhnlich nur bestimmte Gelenke befällt. Die Präsenz dieser Kalziumkristalle schwächt den Knorpel, was dazu führt, dass er leichter zerfällt. Der Körper reagiert darauf, indem er eine Entzündung erzeugt, um sich von den Kristallen zu befreien.

SYMPTOME

Die Harnsäurekristalle wirken als Schleifmittel und lösen Schmerzen und Schwellungen aus. Das erste Symptom der Gicht ist eine Rötung der Haut, eine Schwellung und ein nagender Schmerz am großen Fußzeh, in schweren Fällen kann aber auch fast jedes andere Gelenk betroffen sein. Fieber oder Schüttelfrost können Begleiterscheinungen sein.

Das Gehen kann schwierig werden, genau wie das Schlafen, wenn die Bettdecke auf dem Zeh liegt. Pseudogicht befällt gewöhnlich größere Gelenke und verursacht ebenfalls in einem oder mehreren Gelenken Schmerzen und Schwellungen. Wird sie nicht behandelt, können sich in schweren Fällen bedeutende Schäden und Behinderungen entwickeln.

URSACHEN

Die Gicht besitzt eine genetische Komponente und geht oft in Familien herum. Die wahrscheinlichsten Ursachen von Gicht sind unzureichende Mengen Uricase (ein Verdauungsenzym), zu viel protein- und fetthaltige Lebensmittel auf dem Speiseplan und ein übermäßiger Alkoholkonsum. Stress ist ein Auslöser, genau wie überflüssiges Gewicht und Bewegungsmangel.

Übermäßige Mengen IL-6 werden produziert, was eine Entzündung und Schmerzen hervorruft. Die Ursache der Pseudogicht ist unbekannt, aber man vermutet, dass hier eine Abnormalität des Bindegewebes oder Knorpels vorliegt, was möglicherweise ein genetischer Faktor ist.

Bei Menschen, die an Gicht leiden, können auch ein hoher Blutdruck und Nierenkrankheiten auftreten.

REZEPT FÜR DIE GESUNDHEIT

Nährstoff	Dosierung	Wirkung
Multivitamin mit Mineralien	Nach Anweisung	Bietet eine solide Nährstoffgrundlage, die die Entwicklung von Muskeln, Knorpeln und Knochen unterstützt, hilft, eine gesunde Immunfunktion zu unterstützen, reguliert Entzündungsfaktoren. Hilft auch bei der Synthese von Kollagen, der Kleber ähnlichen Substanz im Knorpel, und reduziert Schmerzen.
Celadrin™	Oral: 1500 mg Kapselform täglich Äußerliche Creme: zweimal täglich auftragen	Reduziert Schwellungen und Schmerzen und verbessert die Beweglichkeit des Gelenks, hemmt entzündungsfördernde Immunfaktoren.
Vitamin C	3000-5000 mg täglich, aufgeteilt auf mehrere Dosen	Verringert die Harnsäure im Serum.
Magnesium	Dreimal täglich	Besonders wichtig bei Pseudogicht, wo das Kalzium nach oben reguliert ist.

Fischöl	3000 mg pro Tag	Verringert Entzündungen, weniger Steifheit in den Gelenken.
Zink	15 mg pro Tag	Behebt einen Mangel (der häufig bei Gichtanfällen eintritt).
Enzyme	Nach Anweisung. Während Gichtanfällen dreimal täglich auf leeren Magen zwischen den Mahlzeiten nehmen.	Wirkungsstarke Entzündungshemmer, wenn sie zwischen den Mahlzeiten auf leeren Magen genommen werden.

GESUNDHEITSTIPPS FÜR EINE BESSERE HEILUNG

- Nehmen Sie keine hohen Dosen Niacin, es könnte einen Gichtanfall fördern. Vitamin A in hohen Dosen ist ebenfalls bei Menschen mit Gicht nicht angebracht. Vitamin A kann eine Toxizität verursachen, und zwar aufgrund der Umwandlung in seine toxischere Form Retinolsäure, die durch eine Funktionsstörung der Enzyme gefördert wird, die bei Gichtpatienten auftritt.

- Bei Pseudogicht ist es wichtig, die Eisenwerte überprüfen zu lassen, um sicherzustellen, dass sie nicht zu hoch sind (Hämochromatose). Hohe Eisenspiegel sind mit Pseudogicht verbunden. Wenn Ihr Eisenwert zu hoch ist, gehen Sie Blut spenden.

- Der Verzehr von mindestens einem halben Pfund Kirschen oder Erdbeeren täglich kann Harnsäure neutralisieren.

- Streichen Sie Innereien und rotes Fleisch, Pilze, Erdnüsse, Bratensoße auf Fleischbasis, Schalentiere, Sardinen, Heringe und Makrelen aus Ihrer Nahrung, wenn Sie einen Gichtanfall haben. Sie können diese Lebensmittel in begrenztem Umfang wieder verzehren, wenn die Symptome verschwunden sind.

- Trinken Sie mindestens 8 bis 10 Gläser reines, sauberes, gefiltertes Wasser täglich, das hilft, Ihre Harnsäure auszuschwemmen. Für jede Glas Saft und jedes koffeinhaltige Getränk, das Sie trinken, trinken Sie ein weiteres Glas Wasser.

- Streichen Sie den Alkohol komplett. Bier ist das schlimmste Getränk zur Förderung von Gichtanfällen.

- Schränken Sie den Konsum von raffiniertem Mehl und einfachen Zuckern ein, die in industriell hergestelltem Brot, Honig, Obst, Säften und Fruktose zu finden sind.

WEITERE EMPFEHLUNGEN

- Vermeiden Sie NSAIDs. Informationen über die Gefahren durch Arthritismedikamente finden Sie im Abschnitt *Konventionelle Behandlungsmethoden, S.22*

- Für Menschen, die an Gicht und Pseudogicht leiden, ist es wichtig, regelmäßig Sport zu treiben, aber wenn Sie Übergewicht haben, profitieren Sie noch mehr davon. Beginnen Sie ein moderates Sportprogramm, das sich auf die Herzkomponente konzentriert, um Gewicht zu reduzieren, anstatt eine restriktive Diät zu machen. Fasten oder ein plötzlicher Entzug von Lebensmitteln kann die Harnsäure erhöhen.

Herzkrankheiten

In die Kategorie Herzkrankheiten fallen etwa 30 Herz-Kreislauf-Leiden. Die fünf wichtigsten Arten sind Erkrankungen der Koronararterien (Atherosklerose oder eine Verhärtung der Arterien),

Herzmuskelerkrankungen (Kardiomyopathie), kongestive Herzinsuffizienz (Unfähigkeit des Herzens, genügend Blut zu pumpen), Herzklappenstörungen (Mitralklappenvorfall) und Arrhythmien (Unregelmäßigkeiten beim Herzschlag). Herzkrankheiten sind die führende Ursache von Todesfällen in Europa.

Frauen und Herzkrankheiten

Herzkrankheiten sind der Killer Nr. 1 von Frauen aller Altersgruppen. Die Frauen haben sich den Männern angeglichen, sie haben jetzt die gleichen Raten von Herzkrankheiten wie Männer, wobei mehr Frauen als Männer an einem Herzinfarkt sterben.

Fast eine von zwei Frauen stirbt an einer Herz-Kreislauf-Erkrankung. Frauen erleiden häufiger nach einem Herzinfarkt einen Schlaganfall als Männer. Uns wurde gelehrt, dass ein Herzinfarkt durch Brustschmerzen wie bei einer sehr starken Umklammerung signalisiert wird, aber Frauen können ganz andere Symptome eines Herzinfarkts haben als Männer. Leider wissen viele Frauen nicht, dass das Risiko so hoch ist und tun nur wenig, um sich vor der Krankheit zu schützen.

SYMPTOME

Herzkrankheiten sind ein stiller Mörder, da die Menschen oft gar nicht wissen, dass sie welche haben. Eine neue Statistik der britischen Herzstiftung für das Jahr 2005 zeigt, dass 50 Prozent der Männer und 64 Prozent der Frauen, die plötzlich an einer Herzkrankheit gestorben sind, vorher keine Symptome hatten.

Sie müssen die Symptome von Herzkrankheiten kennen, wie Kurzatmigkeit, Brustschmerzen beim Sport, die nachlassen, wenn Sie ruhen, unregelmäßiger Herzschlag oder Anfälle von Verdauungsstörungen, ein zusammengeschnürtes Gefühl in Ihrem Hals, starkes Schwitzen ohne erkennbaren Grund (keine Wechseljahre),

Magenschmerzen, Übelkeit und Erbrechen, Schwindelgefühl, unregelmäßiger Puls, einen leichten Kopf oder eine ungewöhnliche Müdigkeit sowie Schmerzen oder Taubheit in den Armen, im Rücken, im Nacken oder in der Brust.

URSACHEN

Bis vor Kurzem dachte man, Herzkrankheiten seien ein Problem, das ausschließlich durch verstopfte Arterien und hohe Cholesterinspiegel verursacht wird. Wie bereits erwähnt, tritt die Hälfte aller Herzinfarkte bei Menschen mit normalen Cholesterinspiegeln und einem normalen Blutdruck auf (auf Seite 99 finden Sie Informationen über Entzündungen und Herzkrankheiten).

Tatsächlich sind auch bakterielle Infektionen eine Ursache von Herzkrankheiten. Vor mehr als einem Jahrhundert dachte das medizinische Establishment, Herzkrankheiten würden durch Infektionen verursacht, die Entzündungen auslösen, aber diese Theorie wurde verworfen zugunsten dessen, was zu dieser Zeit neue Erkenntnisse waren.

Heute sind die Wissenschaftler zum Ausgangspunkt zurückgekehrt und konzentrieren sich auf Chlamydia pneumoniae. Dieses Bakterium kommt in hohen Konzentrationen im Blut von Menschen vor, die einen Herzinfarkt hatten. Die Infektionstheorie ist insoweit bedeutend, als sie auf das Immunsystem und seine Unfähigkeit, uns vor einfachen Bakterien zu schützen, hinweist. Durch eine Verbesserung der Immunität können wir möglicherweise Herzkrankheiten vorbeugen.

Auch wenn Sie möglicherweise aufgrund Ihrer Familiengeschichte für Herzkrankheiten prädisponiert sind, bedeutet das nicht, dass Sie daran erkranken müssen. Wenn es in Ihrer Familie koronare Herzkrankheiten gibt, müssen Sie einen Lebensstil wählen, der diesem tödlichen Leiden vorbeugen kann.

Herzkrankheiten beginnen tatsächlich im Magen. Eine schlechte Ernährung mit abgepackten oder verarbeiteten Lebensmitteln, die viel Transfettsäuren und wenig Ballaststoffe und Nährstoffe (besonders B-Vitamine und Folsäure) enthalten, ist der wichtigste Anstifter von Herzkrankheiten.

Wenn Sie eine schlechte Ernährung mit starkem Stress, Dehydrierung, Alterung, Rauchen, zu viel Körpergewicht und einem Mangel an Bewegung und Schlaf kombinieren, steigt Ihr Risiko weiter an. Diabetes, hoher Blutdruck oder hohe Spiegel von schädlichem LDL-Cholesterin bzw. hohe Homocysteinspiegel im Blut verkomplizieren das Problem. Homocystein im Blut deutet auf einen Zusammenbruch der chemischen Prozesse im Körper hin und ist eng mit Herzkrankheiten verbunden.

REZEPT FÜR DIE GESUNDHEIT

Wenn Sie momentan ein Medikament zur Blutverdünnung, ein Medikament gegen hohe Cholesterinspiegel oder ein Medikament gegen hohen Blutdruck nehmen, fragen Sie Ihren Arzt oder Apotheker nach Wechselwirkungen zwischen Medikamenten und Nährstoffen. Sie müssen wissen, dass sowohl Medikamente gegen hohen Blutdruck als auch Medikamente gegen hohe Cholesterinspiegel einen Abbau von Coenzym Q10 verursachen, deshalb müssen Sie es ergänzen, um ausreichende Spiegel sicherzustellen. Laut dem „Drug-Induced Nutrient Depletion Handbook for Pharmacists" sollten Sie, wenn Sie Lasix (Flurosemid) nehmen, wissen, dass Lasix Kalzium, Magnesium, Kalium, die Vitamine B1, B6 und C sowie Zink aufbraucht. Diese Nährstoffe müssen ersetzt werden, um einem Mangel vorzubeugen.

Nährstoff	Dosierung	Wirkung
Multivitamin mit Mineralien	Wie auf der Packung angegeben	Bietet eine ausreichende Nährstoffunterstützung.

Langkettiges Vitamin K2 (MK-7)	45 µg pro Tag	Dirigiert Kalzium aus den Arterien in die Knochen, wo es hingehört
Nattokinase	Nach Anweisung	Senkt den Blutdruck deutlich
Celadrin™	1500 mg Kapselform pro Tag	Hemmt die Entzündung und reduziert CRP-Spiegel.
Magnesium	Dreimal täglich	Lindert Arrhythmie, grundlegend für eine gesunde Herzmuskelfunktion.
Vitamin B1	Nach Anweisung	Beugt bei Patienten, die Lasix nehmen, einem Abbau vor.
Vitamin C (mit Bioflavonoiden)	2000 mg pro Tag	Reduziert die Symptome und Risiken von Herzkrankheiten, antioxidativ, erhöht das (gute) HDL-Cholesterin, senkt den Blutdruck.
Kalium	500 mg pro Tag	Bewahrt einen gesunden Blutdruck.
Vitamin E (mit gemischten Tocotrienolen und Tocopherolen)	Nach Anweisung	Verbessert den Blutfluss, reduziert Fettplaquen, unterstützt die Immunfunktion, wirkt als Antioxidans.

Fischöl	3000 mg pro Tag	Senkt das Risiko für Herzkrankheiten, senkt die Triglyzeridspiegel, entzündungshemmend.
Coenzym Q10	100-300 mg pro Tag	Fährt die Energieproduktion im Herzmuskel hoch, verbessert bei Patienten mit kongestiver Herzinsuffizienz die Herzfunktion deutlich.

GESUNDHEITSTIPPS FÜR EINE BESSERE HEILUNG

- Studien zeigen, dass eine Ernährung mit Schwerpunkt auf frischem Obst und Gemüse, Vollkornprodukten, Hülsenfrüchten, magerem Fleisch und Fisch das Risiko für Herzkrankheiten senken kann. Der Verzehr dieser Produkte liefert auch wertvolle Antioxidantien, die hilfreich zur Bekämpfung chronischer Entzündungen sind. Essen Sie zwei große rohe Karotten täglich, da dies nachweislich innerhalb weniger Wochen den Cholesterinspiegel um 50 Punkte senkt. Essen Sie reichlich frisch gepressten Knoblauch, um den Blutdruck zu senken.

- Die amerikanische Herzgesellschaft empfiehlt zwei Portionen Fisch pro Woche, um Herzkrankheiten vorzubeugen. Fisch enthält EPA und DHA, das sind essenzielle, langkettige Omega-3-Fettsäuren. Alternativ können Sie auch Gesundheitsmittel mit Fischöl nehmen, um die Triglyzeridspiegel zu senken und eine normale Herz-Kreislauf-Gesundheit zu fördern.

- Gehen Sie sicher, dass Sie ausreichend hydriert sind und trinken Sie ausreichende Mengen sauberes, reines, gefiltertes Wasser, um den Blutfluss aufrecht zu erhalten. Studien haben gezeigt, dass das Trinken von fünf Gläsern Wasser pro Tag das Schlaganfall- und Herzinfarktrisiko halbiert.

- Schränken Sie den Konsum von Salz, Koffein und Alkohol ein und stellen Sie sicher, dass Sie reichlich Sport treiben und danach ausreichend ruhen.

- Lassen Sie Ihre Schilddrüse untersuchen. Niedrige Spiegel von Schilddrüsenhormonen können bei Frauen Herzklopfen auslösen und zu Herzstress beitragen.

- Hören Sie auf zu rauchen und vermeiden Sie Passivrauch.

- Bestehen Sie darauf, dass Ihr Arzt Ihre Homocysteinspiegel und die Spiegel von C-reaktivem Protein misst (beides Indikatoren von Herzkrankheiten). Glücklicherweise können hohe Homocysteinspiegel schnell durch die Ergänzung mit Magnesium, B6, B12, Folsäure und Fischölen behoben werden. Hohe Mengen von C-reaktivem Protein werden mit Celadrin gesenkt. Auf Seite 19 finden Sie weitere Informationen über CRP.

- Studien zeigen, dass ständiger Ärger nicht nur schlecht für die Stimmung, sondern auch mit einem erhöhten Risiko für Herzkrankheiten verbunden ist.

- Viele Menschen mit hohem Blutdruck haben das falsche Verhältnis von Kalium zu Salz. Reduzieren Sie die Natriumaufnahme, indem Sie Tafelsalz und verarbeitete Lebensmittel meiden. Erhöhen Sie Ihre Aufnahme kaliumreicher Lebensmittel, wie Bananen, Aprikosen, Tomaten, Avocados, Kartoffeln, magerem Hühnchenfleisch und frischem Fisch.

- Treiben Sie ausreichend Sport. Dreimal wöchentlich 30 Minuten Walking senkt Ihr Herzinfarktrisiko um etwa 30 Prozent. Je energischer Ihr Sport, desto größer Ihr Nutzen: Wenn Sie 4 Kilometer in der Stunde schneller laufen, können Sie Ihr Risiko um bis zu 63 Prozent senken.

Entzündliche Darmerkrankungen, Reizdarmsyndrom *siehe Darmerkrankungen*

Muskel-, Gelenk- und Sehnenverletzungen

Die meisten von uns hatten irgendwann im Leben schon einmal eine Verstauchung oder Bänderdehnung. Verletzungen an Muskeln, Sehnen und Gelenken treten häufig auf. Vielleicht sind Sie auf einem vereisten Bürgersteig ausgerutscht, haben einen Schraubenzieher mit zu viel Kraft herumgedreht oder nach Monaten der Inaktivität ein Sportprogramm begonnen, und jetzt fühlen Sie sich steif und alles tut weh.

Sportbedingte Verletzungen fallen in die Statistiken der unfallbedingten Gelenk-, Muskel- und Sehnenverletzungen. Die geburtenstarken Jahrgänge treiben mehr Sport als je zuvor. Das Resultat ist, dass im letzten Jahrzehnt die sportbedingten Verletzungen in dieser Gruppe um mehr als 33 Prozent angestiegen sind. Die Zahl der Mitgliedschaften in einem Gesundheitsclub ist bei Menschen über 55 Jahre um 300 Prozent angestiegen. Dementsprechend sind die Verletzungen in dieser Altersgruppe sehr stark angestiegen. In Nordamerika werden jährlich mehr als 10 Millionen Sportverletzungen behandelt.

SYMPTOME

Wir wissen, dass wir ein Gelenk, einen Muskel oder eine Sehne verletzt haben, denn der Schmerz ist das Hauptsymptom. Es gibt viele verschiedene Arten von Verletzungen: Verstauchungen, Dehnungen, Tendonitis, Meniskusriss, Osteochondritis dissecans, Chondromalazie und Bursitis (Schleimbeutelentzündung), um nur ein paar zu nennen.

Viele Komponenten bilden die Gelenke, schützen das Skelett und stellen sicher, dass wir beweglich bleiben. Die Muskeln sind Bündeln von Fasern, die sich zusammenziehen. Sie sind an den Knochen befestigt. Sehnen sind starke Bänder von Bindegewebe, die jedes Ende eines Muskels an einem Knochen befestigen. Sehnen umgeben die Gelenke und verbinden einen Knochen mit dem anderen. Schleimbeutel sind mit Flüssigkeit gefüllte Säcke, die man an Stellen findet, an denen Reibung auftritt, sie bilden die Polster zwischen den Strukturen. All diese Komponenten können verletzt werden.

Eine *Verstauchung* beinhaltet entweder ein gedehntes oder zerrissenes Band, das ist das elastische Gewebe, das die Knochen miteinander verbindet. Die Schwere der Symptome hängt von dem Ausmaß des Schadens ab und kann Schmerzen, ein knallendes oder schnappendes Geräusch, wenn das Band verletzt wird, eine Ent-zündung mit Schmerzen, einer Schwellung und einem Aufbau von Flüssigkeit in dem Bereich sowie eine Unfähigkeit, das betroffene Körperteil zu belasten, umfassen. Eine Verstauchung ist das Resultat eines teilweise oder ganz zerrissenen Muskels.

Eine *Tendinitis* ist eine Entzündung einer Sehne, der fasrigen Schnur, die die Muskeln mit den Knochen verbindet. Die Sehnen der Hände sind besonders anfällig für Entzündungen. Der schnellende Finger, bei dem die Fingersehne entzündet ist und sich nicht reibungslos bewegt (was häufig ein knallendes Geräusch ergibt), ist eine häufige Art von Tendinitis. Die Achillessehne im Knöchel und die Sehnen der Rotatorenmanschette sind ebenfalls Bereiche, in denen eine Tendinitis auftreten kann. Menschen mit rheumatoider Arthritis, Sklerodermie und Gicht können auch eine Entzündung in den Scheiden bekommen, die die Sehnen umgeben, was extreme Schmerzen und einen Verlust der Bewegungsfähigkeit verursacht.

Eine *Meniskusverletzung* des Knies beinhaltet einen Riss am Meniskus. Das Knie knackt, wenn es verletzt ist. Die Verletzung kann extrem schmerzhaft sein und in und um das Knie kann sich Flüssigkeit aufbauen. Eine Meniskusverletzung ist oft mit einer starken Verstauchung verbunden.

Eine *Osteochondritis dissecans (OCD)* liegt vor, wenn ein Stückchen von einem Knochen oder Knorpel schwach wird oder vom Ende des Knochens abbricht. OCD tritt häufig bei Teenagern auf, deren Knochen sich noch im Wachstum befinden. Zu den Symptomen gehören Schmerzen, Schwellungen, Steifheit oder ein einrastendes oder knallendes Geräusch im Gelenk.

Die *Chondromalazie* tritt auf, wenn der Knorpel des Knies weich wird. Das kann durch eine übermäßige Beanspruchung (sehr häufig bei Läufern), eine Verletzung oder schwache Muskeln, die das Knie stützen, verursacht werden. Schmerzen beim Bergaufgehen oder Treppensteigen sind das Hauptsymptom dieses Leidens.

Eine *Bursitis* tritt auf, wenn ein Schleimbeutel sich mit übermäßigen Mengen Flüssigkeit füllt. Schwellungen, Spannungsgefühl oder Schmerzen sind die Hauptsymptome und der Bereich fühlt sich heiß an.

URSACHEN

Übermäßige Beanspruchung, Verletzungen, sich vor dem Sport nicht aufwärmen und repetitive Aktivitäten sind die Hauptursachen von Gelenk-, Muskel- und Sehnenverletzungen. Krankheiten, wie Gicht, Arthritis und viele Autoimmunstörungen, sind ebenfalls mit Entzündungen und Schäden an diesen wichtigen Strukturen verbunden.

REZEPT FÜR DIE GESUNDHEIT

Nährstoff	Dosierung	Wirkung
Celadrin™	Oral: 1500 mg Kapselform täglich Äußerliche Creme: zweimal täglich auftragen, wenn die Haut intakt ist	Verringert Schwellungen und Schmerzen, verbessert die Beweglichkeit des Gelenks, ist ein wirkungsstarker Entzündungshemmer.
Multivitamine mit Mineralien	Nach Anweisung	Um eine ausreichende Nährstoffunterstützung sicherzustellen.
Enzyme	1-2 Kapseln zwischen den Mahlzeiten auf leeren Magen, dreimal täglich	Verringern Entzündungen, beschleunigen die Heilung.

GESUNDHEITSTIPPS FÜR EINE BESSERE HEILUNG

- Wenden Sie in den ersten 24 Stunden nach der Verletzung keine Wärme im Bereich der Verletzung an und lassen Sie sich dort nicht tief massieren.
- Trinken Sie nach einer Verletzung keinen Alkohol, er fördert Blutungen und Blutergüsse und hemmt die Heilung.
- Eine Kombination aus Ruhe, Eis, Kompressen und einer als

R.I.C.E.-Therapie bekannten Erhöhung sollte innerhalb 48 Stunden nach der Verletzung angewandt werden. Ruhen Sie, um sicherzustellen, dass keine weiteren Verletzungen auftreten. Legen Sie Eis auf den Bereich, um die Schmerzen zu lindern und die Schwellung sowie die Entzündung zu reduzieren. Verwenden Sie Kompressen, um die Schwellung, Quetschung oder Blutung zu reduzieren und legen Sie den verletzten Bereich hoch, um die Schwellung weiter zu reduzieren und die Flüssigkeiten vom verletzten Bereich weg zu bewegen. Stellen Sie sicher, dass Sie die Verletzung oberhalb Ihres Herzens lagern. Nehmen Sie sich ein paar Kissen, legen Sie sich hin und ruhen Sie sich aus.

- Um Erfrierungen vorzubeugen, sollten Sie das Eis nie direkt auf die Haut legen. Packen Sie es in ein feuchtes Tuch ein. Legen Sie es alle zwei Stunden für 20 Minuten auf, bis die Schwellung zurück geht. Nehmen Sie kein Eis, wenn Sie das Raynaud-Phänomen haben (siehe *Raynaud-Krankheit/-Phänomen oder Sklerodermie*).

- Wenn die Haut intakt ist, tragen Sie eine entzündungshemmende Creme wie Celadrin, homöopathische Cremes mit Arnica oder Traumeel nach Anweisung auf.

- Stellen Sie Aktivitäten mit ständig wiederkehrenden, gleichen Bewegungen ein. Wenn Sie am Computer arbeiten, stellen Sie sicher, dass Tastatur und Maus in der richtigen Höhe liegen, sodass Sie Ihre Muskeln und Bänder nicht überdehnen.

WEITERE EMPFEHLUNGEN

- Trinken Sie 8 bis 10 Gläser reines, sauberes, gefiltertes Wasser täglich, um sicherzustellen, dass Gelenke und Muskeln gut hydriert werden.

- Machen Sie vor dem Sport immer ein paar Dehnübungen, um die Muskeln zu verlängern, sodass sie sich beim Sport effizienter zusammenziehen. Drei bis 10 Minuten langsam laufen oder auf dem Heimtrainer langsam Fahrrad fahren bevor Sie mit Ihren Übungen beginnen hilft Ihnen, sich vor Verletzungen zu schützen.

- Machen Sie Joga. Es ist nachweislich wirksam bei der Reduzierung von Schmerzen und Entzündungen.

Lupus, *siehe Systemischer Lupus Erythematodes*

Psoriasis

Psoriasis ist ein sehr häufiges Hautleiden, dessen Merkmal die schnelle Produktion von Hautzellen ist, die zu einer Anhäufung von Zellen auf der Hautoberfläche führt. Der normale Lebenszyklus einer Hautzelle beträgt 28 Tage, aber die von Psoriasis produzierten Zellen reifen bis zu tausendmal schneller als die der gesunden Haut.

Die Psoriasis kann auch eine entzündliche Form von Arthritis namens psoriatische Arthritis auslösen. Millionen Menschen in Europa leiden an Psoriasis, die allgemein mit Ende 20 ausbricht.

SYMPTOME

Erhöhte rote Flecken mit weißen Flocken oder Schuppen erscheinen am Torso, den Ellenbogen, den Knien, den Beinen, dem Rücken, den Armen und der Kopfhaut. Ist die Kopfhaut betroffen, kann Psoriasis einen Haarverlust fördern. Bei manchen Menschen werden die Nägel stumpf, löchrig oder gerillt und lösen sich vom Nagelbett ab.

Die Psoriasis wechselt zwischen Perioden von Entzündung und Remission und wird in die Kategorien leicht, mäßig und schwer eingestuft. Wenn die Haut zu schwer geschädigt ist, kann es zu einem Flüssigkeitsverlust, bakteriellen Infektionen und einer Unfähigkeit, die Temperatur zu regulieren, kommen.

Die Psoriasis hat auch Auswirkungen auf die Psyche, da die Patienten sich schämen, es ihnen peinlich ist, sie soziale Zurückweisung erfahren und sich ärgern, weil ihre Mitmenschen kein Verständnis für sie haben. Dieser psychische Aspekt kann eine Partnerschaft stark beeinträchtigen.

Bei Menschen mit Psoriasis tritt häufig eine der rheumatoiden Arthritis ähnliche Arthritis auf, die man psoriatische Arthritis nennt und die sehr schwer zu behandeln ist. Sie verursacht Schmerzen, eine morgendliche Steifheit, eine Schwellung, einen eingeschränkten Bewegungsbereich, zerfressene Nägel, Müdigkeit und rote Augen (Bindehautentzündung).

In schweren Fällen kann sie zu einer Deformierung der Gelenke und der Wirbelsäule führen. Sie ist bei Menschen mit subtilen Symptomen schwer zu diagnostizieren, man glaubt, dass 10 bis 30 Prozent der Psoriasispatienten auch eine psoriatische Arthritis entwickeln. Sie tritt gewöhnlich zwischen dem 30. und 50. Lebensjahr auf.

URSACHEN

Die Ursachen der Psoriasis sind unbekannt, aber es wurden zwei Theorien aufgestellt: Sie ist eine Autoimmunstörung oder wird durch ein bakterielles „Superantigen" verursacht. Auf jeden Fall liegt eine Störung im Immunsystem vor, die dem Körper befiehlt, mehr Hautzellen zu produzieren.

Das Immunsystem ist häufig hyperstimuliert und fördert die Entzündungszytokine in den Hautzellen. Es könnte auch sein, dass das Immunsystem nach einer viralen oder bakteriellen Infektion darauf vorbereitet ist, die Haut anzugreifen.

Häufige Auslöser eines Aufflackerns der Psoriasis sind eine schlechte Ernährung, eine unvollständige Proteinverdauung, eine Nahrung mit zu viel tierischem Fett, eine Blutvergiftung im Darm, eine gestörte Leberfunktion, ein Superantigen oder starker Alkoholkonsum. Weitere Auslöser sind Reaktionen auf Medikamente, Stress, Sonnenbrand, Krankheiten, Verletzungen, die Nerven oder eine Operation.

REZEPT FÜR DIE GESUNDHEIT

Nährstoff	Dosierung	Wirkung
Multivitamine mit Mineralien	Nach Anweisung	Bieten eine ausreichende Nährstoffunterstützung.
Celadrin™	Oral: 1500 mg in Kapselform täglich Äußerliche Creme: zweimal täglich auftragen wenn die Haut intakt ist	Starker Entzündungshemmer, hemmt die Entzündung.
Fischöl	3000 mg täglich	Entzündungshemmend, fördert die Remission der Psoriasissymptome.
Gemahlener Leinsamen mit hohem Lignan-Anteil	1-2 Teelöffel täglich	Verbessert die Darmfunktion, reduziert eine Darmtoxizität.
Vitamin D	1200 IU täglich	Reduziert Immunfaktoren, die die Entzündung der Haut fördern.

Beinwell- oder Brennnesseltee	Als tägliche Spülung auf den Kopf auftragen	Löst Schuppen, heilt Kopfhautpsoriasis.

GESUNDHEITSTIPPS FÜR EINE BESSERE HEILUNG

- Lesen Sie die Empfehlungen unter *Arthritis* für Menschen mit psoriatischer Arthritis. Siehe auch *Darmerkrankungen*.

- Meiden Sie gesättigte Fette, sie fördern das Aufflackern der Psoriasis. Verzehren Sie eine Nahrung mit Schwerpunkt auf natürlichen, vollwertigen Lebensmitteln, wie Hülsenfrüchten, Sojaprodukten, frischem Obst und Gemüse, Fisch, gesunden Fetten und Ölen sowie Nüssen und Samenkörnern. Bevorzugen Sie Vitamin-E-reiche Lebensmittel (kalt gepresste Öle, Nüsse, Eier, Hafermehl, braunen Reis, Maismehl, trockene Bohnen und grünes Blattgemüse) und Vitamin-C-reiche Lebensmittel (Zwiebeln, Rübenblätter, süße Paprika, Johannisbeeren, Spargel, Rosenkohl). Meiden Sie Fleisch und essen Sie statt dessen Kaltwasserfisch wie Lachs, Heilbutt und Makrelen.

- Die Stressreduzierung ist grundlegend. 39 Prozent der Psoriasispatienten berichten, dass Stress die Krankheit auslöst.

- Streichen Sie Koffein, Zucker und Alkohol.

- Nehmen Sie keine Immunstärker, die die Makrophagen fördern, da dies Hautentzündungen verursachen kann.

WEITERE EMPFEHLUNGEN

- Gehen Sie ein bisschen in die Sonne. Die Psoriasis scheint in den Sommermonaten nachzulassen, und man geht davon aus, dass das ein Resultat der UV-Strahlung ist.

- Bei Psoriasispatienten treten häufig Allergien und Nahrungsmittelunverträglichkeiten auf. Beginnen Sie, ein Ernährungstagebuch zu führen, und notieren Sie alles, was Sie essen, um zu sehen, ob Ihre Symptome häufiger oder intensiver werden, wenn Sie bestimmte Lebensmittel zu sich nehmen. Vereinbaren Sie einen Termin bei einem Allergologen und lassen Sie sich auf mögliche Auslöser testen. Wenn Sie wissen, auf was Sie allergisch reagieren, vermeiden Sie diese Allergene. Sie sollten sich auch auf Umweltallergien testen lassen.

- Probieren Sie natürliche Alternativen zu Kortikosteroidcremes, wie Celadrin-Creme und Nachtkerzenöl.

- Verwöhnen Sie sich mit einem Saunabesuch oder einem Dampfbad.

Raynaud-Krankheit/-Phänomen

Die Raynaud-Krankheit befällt das Kreislaufsystem, indem sie die Arterien in den Fingern und Zehen zusammenzieht, diese veranlasst zu krampfen und die Haut dazu bringt, ihre Farbe zu verlieren. Auch die Ohren und die Nase können betroffen sein.

Sie tritt bei Frauen häufiger auf und befällt Frauen neunmal öfter als Männer. Die Raynaud-Krankheit beginnt gewöhnlich im frühen Teenageralter und wird im Lauf der nächsten 30 Jahre immer ausgeprägter. Wenn die Ursache dieser Krankheit bekannt ist (wie eine Autoimmunität, Erfrierungen oder Komplikationen bei einer Operation) nennt man sie Raynaud-Phänomen.

SYMPTOME

Ein Anfall wird von emotionalem Stress oder der Einwirkung von Kälte ausgelöst (alleine schon die Berührung von etwas, das kalt ist, wie die Tür des Kühlschranks). Die Extremitäten kribbeln und werden, da ihnen Sauerstoff entzogen wird, weiß oder blau. Der Blutverlust in diesem Bereich über einen längeren Zeitraum, der häufig bei Sklerodermie zu beobachten ist, kann zu Hautverletzungen, Nagelinfektionen oder Gewebeschäden aufgrund eines Nährstoffmangels führen, daher muss man darauf achten, den Blutfluss zu fördern. Wundbrand ist ein seltenes Resultat, kann aber auftreten.

URSACHEN

Man glaubt, dass die Raynaud-Krankheit erblich ist. Das Raynaud-Phänomen kann durch eine niedrige Schilddrüsenfunktion, emotionalen Stress, Rauchen, Koffein, Nährstoffmangel und Medikamentenreaktionen auf Beta-Blocker, abschwellende Medikamente, orale empfängnisverhütende Mittel und Medikamente zur Linderung von Migräne verursacht werden. Die Arbeitsumgebung und Gefahren wie das Arbeiten im Freien und der Kontakt mit Chemikalien wie Vinylchlorid (PVC) sind ebenfalls Auslöser. Menschen, die mit vibrierenden Werkzeugen arbeiten, erleben möglicherweise, dass Raynaud irreversibel ist und auch dann noch weiter besteht, wenn sie nicht mehr mit diesen Werkzeugen arbeiten. Wenn Raynaud mit Lupus, rheumatoider Arthritis, Sklerodermie oder dem Sjögren-Syndrom verbunden ist, sind die Symptome viel stärker.

REZEPT FÜR DIE GESUNDHEIT

Nährstoff	Dosierung	Wirkung
Multivitamin mit Mineralien	Nach Anweisung	Reduziert Stress, verbessert den Stoffwechsel und die Energieproduktion, beugt einem Nährstoffmangel vor.

Celadrin™	Oral: 1500 mg Kapseln pro Tag Äußerlich: wenn die Haut intakt ist zweimal täglich auftragen	Wirkungsstarker Entzündungshemmer, steuert die Immunfaktoren, die die Entzündung fördern.
Vitamin E (mit gemischten Tocotrienolen und Tocopherolen)	Nach Anweisung	Fördert den Kreislauf.
Magnesium	Drei Mal täglich	Studien zeigen eine Verringerung der Reaktion auf Kälte.
Nachtkerzenöl	3000 mg täglich, aufgeteilt auf mehrere Dosen	Reduziert die Reaktionszeit auf Kälte, reduziert Aufflackern.
Fischöl	3000 mg täglich, aufgeteilt auf mehrere Dosen	Reduziert das Aufflackern und die Reaktion auf Kälte.
Gingko biloba	Nach Anweisung	Verbessert den Kreislauf.

GESUNDHEITSTIPPS FÜR EINE BESSERE HEILUNG

- Sehr wichtig: Streichen Sie Kaffee – er verengt die Blutgefäße.
- Hören Sie auf zu rauchen und vermeiden Sie den Kontakt mit Passivrauch. Nikotin verengt die Blutgefäße.

WEITERE EMPFEHLUNGEN

- Ziehen Sie sich immer warm an und vermeiden Sie Kälte. Nehmen Sie warme Fußbäder oder gehen Sie mit Beinwärmern ins Bett.

- Nehmen Sie Celadrin, Borretsch- oder Nachtkerzenöl als äußerliche Massagecreme für Ihre Finger und Zehen. Massieren Sie es jeden Abend zwei bis drei Minuten lang ein.

- Ruhen Sie viel und reduzieren Sie Stress. Behalten Sie eine positive Lebenseinstellung. Machen Sie tiefe Atemübungen, Biofeedback-, Visualisierungs- oder andere Therapien, um den Körper zu beruhigen.

- Regelmäßiger Sport ist hilfreich zur Stärkung des Kreislaufs. Nehmen Sie einige neue Aktivitäten in Ihr Leben auf. Schwingen Sie regelmäßig Ihre Arme oder drehen Sie sie nach vorne und nach hinten.

- Es ist sehr wichtig, eine Lebensmittelunverträglichkeit auszuschließen. Beginnen Sie, ein Ernährungstagebuch zu führen, und notieren Sie alles, was Sie essen, um zu sehen, ob Ihre Symptome häufiger oder intensiver werden, wenn Sie bestimmte Lebensmittel zu sich nehmen. Vereinbaren Sie einen Termin bei einem Allergologen und lassen Sie sich auf mögliche Auslöser testen. Wenn Sie wissen, auf was Sie allergisch reagieren, vermeiden Sie diese Allergene. Sie sollten sich auch auf Um-weltallergien testen lassen.

- Lassen Sie sich von Ihrem Arzt auf eine Schilddrüsenunterfunktion testen.

Sklerodermie

Die systemische Sklerose, Sklerodermie genannt, ist eine Autoimmunkrankheit, für die eine Verhärtung und Vernarbung der Haut charakteristisch ist. Eine chronische Degeneration von Bindegewebe kann auch bei verschiedenen Organsystemen beobachtet werden, wie den Nieren, den Lungen, dem Herzen und dem Magen-Darmtrakt.

Die Sklerodermie ist sehr individuell, sie kann leicht, schwer aber auch tödlich sein. Sie ist unsichtbar, wenn sie die Organe befällt und sehr sichtbar, wenn sie die Haut befällt. Viermal so viele Frauen wie Männer sind betroffen, die Krankheit schlägt gewöhnlich nach dem 25. Lebensjahr zu.

Das CREST-Syndrom ist eine leichte Hautsklerose, die hauptsächlich auf die Finger beschränkt ist. Sie verursacht Kalziumablagerungen in der Haut und im ganzen Körper. Die Raynaud-Krankheit, bei der Extremitäten wie Finger, Zehen, Ohren oder die Nase weiß werden, ist häufig. Auch hoher Blutdruck kann auftreten.

Bei Sklerodermie ist die Funktionsfähigkeit des Immunsystems gestört. Autoantikörper und eine übermäßige Immunaktivierung durch Entzündungszytokine, speziell Interleukin-6 und Interleukin-1, sind bei Sklerodermie zu beobachten. Auch die Makrophagen sind überaktiv.

SYMPTOME

Zuerst verhärtet und verdickt sich die Haut, dann wird sie fest, glänzend und immer schmerzhafter. Das Gewebe verkalkt. Die Haut an Fingern und Zehen verhärtet sich. Sie kann große Hautbereiche oder aber auch nur die Finger befallen. Es können auch Schluckbeschwerden und Sodbrennen auftreten, besonders wenn das untere Ende der Speiseröhre beteiligt ist.

Die Gelenke werden steif und schmerzhaft. Müdigkeit, eine allgemeine Schwäche und ein Gewichtsverlust sind wegen der durch die Schäden am Darm verursachten Absorptionsprobleme nicht ungewöhnlich. An einem gewissen Punkt wird die Haut so hart, dass der Prozess endet, und obwohl die Bewegungsfähigkeit etwas eingeschränkt sein kann, macht sie den Menschen gewöhnlich nicht zum Krüppel. Wenn die Krankheit allerdings das Herz und die Nieren befällt, kann sie tödlich sein. Innerhalb der ersten sieben Jahre einer schweren Sklerodermie-Diagnose sterben sieben von zehn Patienten.

URSACHEN

Eine Sklerodermie entsteht, wenn Krämpfe in den Arterien auftreten, die Blut in die betroffenen Bereiche liefern, und eine abnormale Kollagenbildung stattfindet. Umweltfaktoren sind der Schlüssel bei der Entwicklung von Sklerodermie, das wird dadurch deutlich, dass zur Sklerodermie gehörende Antikörper bei den Partnern der von der Krankheit betroffenen Menschen zu finden sind. Die Aufnahme kontaminierter Salatöle (Raps) sowie der Kontakt mit Lösungsmitteln wie Benzol, chemischen Verbindungen wie Vinylchlorid (PVC) und Silikon sind die Hauptauslöser. Das Eosinophilie-Myalgie-Syndrom (EMS), das durch die Aufnahme von verunreinigtem L-Tryptophan verursacht wird, hat bei vielen Patienten mit EMS auch Sklerodermie ausgelöst. Eine Hand-Arm-Vibrationsverletzung durch Werkzeuge wie Schlagbohrmaschinen kann ebenfalls Sklerodermie verursachen. Und ein überstimuliertes Immunsystem ist auch ganz klar an Sklerodermie beteiligt.

REZEPT FÜR DIE GESUNDHEIT

Die nachfolgenden Empfehlungen konzentrieren sich auf die Steuerung des Autoimmunprozesses, die Verbesserung der Zirkulation in der Haut und die Regulierung der Kollagensynthese. Wenn Sie auch Lupus haben, finden Sie unter *Systemischer Lupus Erythematodes* weitere Informationen.

Nährstoff	Dosierung	Wirkung
Multivitamin mit Mineralien	Nach Anweisung	Bietet eine solide Nährstoffgrundlage, die die Entwicklung von Muskeln, Knorpeln und Knochen unterstützt, hilft, eine gesunde Immunfunktion zu fördern, trägt auch zur Synthese von Kollagen (der Kleber ähnlichen Substanz im Knorpel) bei und verringert Schmerzen.
Celadrin™	Oral: 1500 mg Kapseln pro Tag Äußerliche Creme: zweimal täglich auftragen	Reduziert Schwellungen und Schmerzen, verbessert die Beweglichkeit des Gelenks, hemmt Entzündung und Gelenkzerstörung.
Vitamin E (mit gemischten Tocotrienolen und Tocopherolen)	Nach Anweisung	Fördert den Kreislauf.
Magnesium	Dreimal täglich	Wirkungsstarker Entzündungshemmer.
GLA aus Nachtkerzenöl (suchen Sie hexanfreies) oder Borretschöl	1000-2000 mg dreimal täglich	Reduziert das Aufflackern, lindert Schmerzen.

Fischöl	3000 mg täglich	Wirkungsstarker Entzündungshemmer, wichtig für die Funktion der Zellmembran.

GESUNDHEITSTIPPS FÜR EINE BESSERE HEILUNG

- Streichen Sie Kaffee – er verengt die Blutgefäße.
- Meiden Sie Fleisch, wählen Sie statt dessen Fisch. Streichen Sie Zucker und Alkohol von Ihrem Ernährungsplan.
- Hören Sie auf zu rauchen und vermeiden Sie den Kontakt mit Passivrauch. Nikotin verengt die Blutgefäße.

WEITERE EMPFEHLUNGEN

- Schließen Sie Allergien aus. Beginnen Sie, ein Ernährungstagebuch zu führen, und notieren Sie alles, was Sie essen, um zu sehen, ob Ihre Symptome häufiger oder intensiver werden, wenn Sie bestimmte Lebensmittel zu sich nehmen. Vereinbaren Sie einen Termin bei einem Allergologen und lassen Sie sich auf mögliche Auslöser testen. Wenn Sie wissen, auf was Sie allergisch reagieren, vermeiden Sie diese Allergene. Sie sollten sich auch auf Umweltallergien testen lassen.
- Reduzieren Sie Stress.
- Nehmen Sie Verdauungsenzyme.

Gesundheitsfakt

Es wurde eine Studie durchgeführt, um die Wirkungen von GLA bei vier Patienten, die zwischen 5 und 13 Jahre lang eine systemische Sklerose hatten, zu bestimmen. Nachdem sie ein Jahr lang ein Gramm GLA täglich erhalten hatten, verspürten alle vier eine Linderung der Schmerzen und beobachteten eine Verbesserung der Hautbeschaffenheit, der Wände der Kapillargefäße und der Heilung von Geschwüren. In ihrer Schlussfolgerung wiesen die Forscher darauf hin, dass 6 Gramm täglich noch besser helfen würden.

Sjögren-Syndrom

Das Sjögren-Syndrom ist eine Autoimmunstörung oder chronische Entzündungskrankheit, die eine übermäßige Trockenheit in den Augen und den Schleimhäuten des Körpers verursacht. Das Immunsystem greift die Feuchtigkeit produzierenden Drüsen an und verursacht so eine Entzündung oder Geschwüre an der Hornhaut.

Es kann als primäres Leiden oder in Verbindung mit anderen Autoimmunstörungen, wie rheumatoider Arthritis und Lupus, auftreten. Zwei bis vier Millionen Amerikaner haben das Sjögren-Syndrom. Neun von zehn Menschen mit Sjögren-Syndrom sind weiblich und vorwiegend im Alter zwischen 40 und 50.

SYMPTOME

Das wichtigste Merkmal des primären Sjögren-Syndroms ist eine Unfähigkeit der Augen zu tränen. Die Augen fühlen sich an, als sei Kies darin und schmerzen. Sie sind auch empfindlich gegenüber Licht, Rauch und Dunst. Weitere Bereiche, die betroffen sein können, sind die Speicheldrüsen, die Nase, die Haut und die Vagina. Die Schleimhaut, die den Magen-Darm-Trakt und die Luftröhre auskleidet kann austrocknen und schmerzhaft, gereizt und infektionsanfällig werden. Eine Pericarditis, oder Entzündung des Sacks um das Herz herum, kann ein ernstes Symptom von Sjögren sein.

Wenn das Sjögren-Syndrom als sekundäre Erkrankung infolge einer Autoimmunstörung auftritt, ist deutlich seltener ein trockener Mund zu beobachten, und die Symptome breiten sich auf andere Körperbereiche aus. Es kann zu einer morgendlichen Steifheit und Schmerzen in den Muskeln und Gelenken, trockenem Husten und anderen Atemwegsproblemen, Übelkeit, Verdauungsstörungen und Gastritis, Nierenkrankheiten, entzündeten Blutgefäßen, Nervenproblemen (besonders im Gesicht), Allergien sowie Non-Hodgkins-Lymphom kommen. Die Müdigkeit kann lähmend sein.

Die Symptome können leicht sein, aber auch so schwer, dass sie die Lebensqualität beeinträchtigen. Bei einigen Menschen kann es zu einer Remission kommen, während sich bei anderen der Zustand nicht verändert oder verschlechtert. Sjögren kann sich von einer gutartigen Autoimmunerkrankung zu einem bösartigen Lymphtumor (Non-Hodgkins-Lymphom, Krebs) entwickeln.

URSACHEN

Das Sjögren-Syndrom ist eine Autoimmunerkrankungen, bei der das Immunsystem die exokrinen Drüsen (die Flüssigkeit absondernden Drüsen) zerstört und zu einem systemischen Multiorganangriff fortschreiten kann. Es ist nicht bekannt, was das Sjögren-Syndrom verursacht, aber die Vererbung könnte eine Rolle spielen. Auch weibliche Hormone und Virusinfektionen werden untersucht, besonders die Retroviren und die Herpes-Viren (Cytomegalovirus, Hepatitis C, Epstein-Barr und Herpes Typ 6). Zu den Auslösern des Sjögren-Syndroms gehören Schäden an den Arterien oder Nerven des Gesichts, Lebensmittel- und Umweltallergien, Nährstoffmangel, das Tragen von Kontaktlinsen und das Rauchen von Tabak oder Marihuana.

REZEPT FÜR DIE GESUNDHEIT

Menschen mit Autoimmunstörungen sollten keine das Immunsystem stärkenden Mittel nehmen, da diese die B-Zellenaktivität überstimulieren und so die Autoantikörperproduktion fördern können. Das Immunsystem stärkende Mittel können, wenn sie langfristig genommen werden, die Makrophagenfunktion verbessern und Entzündungszytokine fördern. Die deutsche Kommission E, eine anerkannte Kommission für Kräuterheilkunde, empfiehlt Echinacea für Menschen mit Autoimmunerkrankungen nicht.

Nährstoff	Dosierung	Wirkung
Multivitamin mit Mineralien	Nach Anweisung	Bietet eine solide Nährstoffgrundlage, die die Entwicklung von Muskeln, Knorpeln und Knochen unterstützt, hilft, eine gesunde Immunfunktion zu fördern, reguliert Entzündungsfaktoren. Hilft auch bei der Synthese von Kollagen (der Kleber ähnlichen Substanz im Knorpel) und reduziert Schmerzen.
Celadrin™	1500mg Kapselform täglich	Starker Entzündungshemmer, hemmt die Entzündung.

Vitamin C	2000 mg täglich	Reguliert die Immunität, bekämpft Stress.
Fischöl	3000 mg pro Tag	Entzündungshemmend, reguliert IL-1 und IL-6, erhöht die Tränenmenge.
GLA aus Nachtkerzenöl oder Borretschöl	1 g dreimal täglich	Verringert ein erneutes Auftreten und Rückfälle, stellt eine ordnungsgemäße Funktion der T-Unterdrückerzellen sicher, entzündungshemmend.

GESUNDHEITSTIPPS FÜR EINE BESSERE HEILUNG

- Antihistaminika und Diuretika sollten von Menschen mit Sjögren-Syndrom niemals genommen werden.
- Hören Sie auf zu rauchen und vermeiden Sie Passivrauch.
- Streichen Sie Alkohol, Zucker, Salz und Koffein von Ihrem Ernährungsplan. Sie tragen allesamt zu einer Dehydrierung bei.
- Lutschen Sie Xylit-Lutschtabletten oder kauen Sie zuckerfreien Kaugummi, um die Schleimhäute in Ihrem Mund feucht zu halten.

WEITERE EMPFEHLUNGEN

- Schließen Sie Allergien aus. Beginnen Sie, ein Ernährungstagebuch zu führen, und notieren Sie alles, was Sie essen, um zu sehen, ob Ihre Symptome häufiger oder intensiver werden, wenn Sie bestimmte Lebensmittel zu sich nehmen. Vereinbaren Sie einen Termin bei einem Allergologen und lassen Sie sich auf mögliche Auslöser testen. Wenn Sie wissen, auf was Sie allergisch reagieren, vermeiden Sie diese Allergene. Sie sollten sich auch auf Umweltallergien testen lassen.

- Reduzieren Sie Stress.

- Ein mangelhafter Speichelfluss erzeugt eine Anfälligkeit für bakterielle Infektionen im Mund. Eine gute Körper- und Mundhygiene sowie eine präventive Zahnpflege sollten praktiziert werden, um die Schwere der Symptome zu minimieren. Kaufen Sie sich eine elektrische Zahnbürste und benutzen Sie diese mindestens zweimal täglich. Nehmen Sie eine Mundspülung, die beruhigende Kräuter und Aloe enthält. Kauen Sie Xylit-Kaugummis, um einem Zahnverfall vorzubeugen und Ihren Mund feucht zu halten.

- Wenn Sie Probleme mit einer trockenen Vagina haben, nehmen Sie ein Gleitmittel auf Wasserbasis (nicht auf Ölbasis).

- Vermeiden Sie ein trockenes, windiges Klima, Klimaanlagen, Staub und Rauch. Halten Sie Ihre Augen mithilfe eines Befeuchtungsmittels feucht.

- Wenn Sie eine weitere Autoimmunstörung haben, lesen Sie den entsprechenden Abschnitt und die Tipps, wie Sie diese Symptome lindern können.

Sportverletzungen, *siehe Gelenk-, Muskel- und Sehnenverletzungen*

Systemischer Lupus Erythematodes

Systemischer Lupus Erythematodes (SLE), üblicherweise als Lupus bekannt, ist eine verheerende Form von Arthritis. Es ist eine Autoimmunstörung, durch die das Immunsystem das Bindegewebe angreift, was meist die Haut, die Gelenke, das Blut und die Nieren beeinträchtigt.

Sie kann plötzlich auftreten oder sich über viele Jahre hinweg entwickeln, am häufigsten schlägt sie bei Kindern und Frauen unter 40 zu. Tatsächlich sind Frauen 10-mal häufiger betroffen als Männer. Es gibt drei Arten von Lupus. Diskoider Lupus befällt nur die Haut. Zehn Prozent der Patienten mit diskoidem Lupus entwickeln systemischen Lupus, wobei man glaubt, dass diese Menschen vermutlich bereits systemischen Lupus mit diskoidem Lupus als anfänglichem Symptom hatten.

Systemischer Lupus befällt die Haut, die Gelenke und die Organe und ist der Typ von Lupus, der üblicherweise gemeint ist, wenn man von Lupus spricht. Der dritte Typ ist durch Medikamente induzierter Lupus.

Lupus ist oft ein chronisches Leiden mit einem Aufflackern und einer Remission. Bei anderen ist Lupus lebensbedrohlich, und zwar dann, wenn Lungen, Nieren, das Gehirn oder das Herz befallen sind.

SYMPTOME

Es gibt eine Reihe von Markern für Lupus. Für diskoiden Lupus ist das ein Ausschlag im Genick oder im Gesicht, in schweren Fällen können auch Symptome von systemischen Lupus Erythematodes (SLE) vorliegen. Marker für SLE sind ein schmetterlingsförmiger oder scheibenförmiger Hautausschlag über Nase und Wangen wie eine Maske, arthritische Gelenk- und Muskelschmerzen, Geschwüre im Mund, Lichtempfindlichkeit oder eine Verschlimmerung der Symptome bei Licht, trockene Augen und trockener Mund, extreme Müdigkeit, Störungen des Nervensystems, Nierenschäden, die durch eine Urinanalyse entdeckt werden, eine Entzündung der Auskleidung des Herzens oder der Lungen, eine geringe Zahl roter Blutkörperchen und spezifischer weißer Blutkörperchen und erhöhte Spiegel verschiedener Antikörper.

Menschen mit Lupus reagieren tendenziell empfindlich auf Sonnenlicht, und ihre Symptome flackern in verschiedenen Intervallen auf und lassen wieder nach. Ein schmetterlingsförmiger Hautausschlag, der über der Nase erscheint, ist sehr häufig. Zu den Anzeichen dafür, dass ein Aufflackern bevorsteht, gehören geschwollene Drüsen und geschwollene, schmerzende und entzündete Gelenke. Auch Fieber, Kopfschmerzen, Geschwüre im Mund, eine Blasenentzündung, Schwächegefühl, Nesselsucht, ein Haarverlust und ein Gewichtsverlust können auftreten. Nach einer Episode können Narben auf der Haut zurückbleiben.

URSACHEN

Die tatsächliche Ursache von Lupus ist noch unbekannt, aber Forscher haben eine Vielzahl von Leiden entdeckt, die dazu beizutragen oder Anfälle auszulösen scheinen. Virale oder bakterielle Infektionen sind die führenden Verdächtigen. Dass vorwiegend Frauen betroffen sind, deutet auch auf eine Verbindung mit überschüssigem Östrogen oder einem Mangel an Androgenen (DHEA) hin, da beides Faktoren sind, die eine Autoimmunität auslösen. Forscher untersuchen auch die ultraviolette Strahlung und ihre Wirkung auf klinische Hautkrankheiten bei Lupus.

Weitere Faktoren, die üblicherweise mit einem geschwächten Immunsystem und Lupus verbunden sind, sind Stress, Verdauungsprobleme aufgrund von nicht genügend Magensäure, Müdigkeit,

Impfungen, Lebensmittel- oder Umweltallergien (wie toxische Metallvergiftung und Haarfärbemittel) sowie eine geerbte Prädisposition.

Einige Medikamente, wie Hydralazin, Procainamid und Beta-Blocker, sind verant-wortlich für etwas, das als medikamenten-induzierter Lupus (DIL) bekannt ist. Das Leiden verschwindet, wenn das Medikament abgesetzt wird.

REZEPT FÜR DIE GESUNDHEIT

Steroid-Medikamente wie Prednison und Immunsuppressiva (einschließlich Malariamedikamente wie Hydroxychloroquin und NSAIDs) werden häufig angewandt, um SLE in den Griff zu bekommen. *Setzen Sie Ihre Medikamente nicht ab. Die folgenden Empfehlungen sollten zusammen mit Ihren Medikamenten genommen werden.* Nachdem Sie dieses Programm sechs Wochen lang befolgt haben, lassen Sie von Ihrem Arzt Ihre Autoantikörper testen. Möglicherweise müssen Sie die Medikamente reduzieren. Die Autoantikörperspiegel sollten für eine weitere Beurteilung nach drei und sechs Monaten erneut getestet werden.

Nährstoff	Dosierung	Wirkung
Multivitamin mit Mineralien	Nach Anweisung	Bietet eine solide Nährstoffgrundlage, die die Entwicklung von Muskeln, Knorpeln und Knochen unterstützt, hilft, eine gesunde Immunfunktion zu fördern, reguliert Entzün-dungsfaktoren. Hilft auch bei der Synthese von Kollagen (der Kleber ähnlichen Substanz im Knorpel) und reduziert Schmerzen.
Celadrin™	Oral: 1500mg Kapseln täglich Äußerliche Creme: zweimal täglich auftragen	Reduziert Schwellung und Schmerzen, verbessert die Beweglichkeit des Gelenks, hemmt die Entzündung und die Gelenkzerstörung.
Pre- und Probiotika	Nach Anweisung	Verbessern die Darmflora und helfen so der Verdauung.

Fischöl	3000 mg pro Tag	Reduziert Schmerzen und Entzündungen oder beugt ihnen vor, kann das Fortschreiten von Autoimmunerkrankungen verlangsamen.
Enzyme	Dreimal täglich 1-2 Kapseln auf leeren Magen zwischen den Mahlzeiten.	Wirken als potenter Entzündungshemmer, reduzieren Schmerzen.

GESUNDHEITSTIPPS FÜR EINE BESSERE HEILUNG

- Meiden Sie Alfalfa-Sprossen, da sie ein Aufflackern von Lupus verursachen können.
- Meiden Sie die Sonne.
- Forschungsarbeiten haben gezeigt, dass eine Ernährung mit wenig schlechten Fetten (Trans- und gesättigten Fetten) und wenig Kalorien im Allgemeinen zu einer Verringerung der Symptome und des Aufflackerns von Lupus führt. Die Patienten hatten einen verlängerten Remissionszeitraum.
- Um eine bessere Lebensqualität zu bewahren, muss besondere Aufmerksamkeit auf die Ernährung, Nahrungsergänzungsmittel, Sport und eine positive Lebenseinstellung gerichtet werden. Obwohl es zwar eine zugrunde liegende genetische Prädisposition gibt, kann das Vermeiden und Eliminieren von Auslösern die Schwere und die Dauer der Symptome sowie möglicherweise sogar die Medikamenteneinnahme verringern. Nur 10 Prozent der Menschen mit Lupus haben einen Elternteil oder einen Nachkommen mit Lupus, und nur fünf

Prozent der Kinder von Menschen mit Lupus entwickeln diese Krankheit ebenfalls.

- Verzehren Sie eine Nahrung mit Schwerpunkt auf natürlichen, vollwertigen Lebensmitteln, wie Hülsenfrüchten, Sojaprodukten, frischem Obst und Gemüse, Fisch, gesunden Fetten und Ölen, um die Omega-6-Aufnahme zu erhöhen, und Nüssen und Samenkörnern. Essen Sie reichlich Kaltwasserfische (Heilbutt, Hering, Lachs und Makrelen; Sardinen in Olivenöl aus der Dose sind besonders nützlich, da sie einen hohen Gehalt an Omega-3-EFA haben), die die Entzündung gering halten können.

- Vermeiden Sie Kaffee, Alkohol, Milch- und tierische Produkte, verarbeitete Lebensmittel, die Zucker und Zusatzstoffe enthalten, sowie alle Gemüse der Familie der Nachtschattengewächse (weiße Kartoffeln, Paprika, Auberginen, Tomaten).

- Hören Sie auf zu rauchen und vermeiden Sie Passivrauch. Nikotin verengt die Blutgefäße.

- Ruhen Sie viel und reduzieren Sie Stress. Behalten Sie eine positive Lebenseinstellung. Machen Sie tiefe Atemübungen, Biofeedback-, Visualisierungs- oder andere Therapien, um den Körper zu beruhigen.

- Regelmäßiger Sport ist hilfreich zur Stärkung des Kreislaufs. Setzen Sie Ihr Sportprogramm fort, wenn Sie gut beweglich sind, aber nicht so weit, dass Schmerzen und Entzündungen wieder aufflackern. Wählen Sie Aktivitäten (wie Wasser-Aerobic, Schwimmen, Rad fahren und Joga), die das Körpergewicht unterstützen und die Gelenke gegen schädliche Stöße abpolstern.

WEITERE EMPFEHLUNGEN

- Lassen Sie Ihr Haar untersuchen und auf toxische Mengen Schwermetalle im Körper analysieren.

- Beginnen Sie, ein Ernährungstagebuch zu führen, und notieren Sie alles, was Sie essen, um zu sehen, ob Ihre Symptome häufiger oder intensiver werden, wenn Sie bestimmte Lebensmittel zu sich nehmen. Vereinbaren Sie einen Termin bei einem Allergologen und lassen Sie sich auf mögliche Auslöser testen. Wenn Sie wissen, auf was Sie allergisch reagieren, vermeiden Sie diese Allergene. Sie sollten sich auch auf Umweltallergien testen lassen.

- Denken Sie darüber nach, Ihre alten Quecksilberfüllungen entfernen zu lassen und durch sicherere Materialien zu ersetzen. Stellen Sie aber sicher, dass Sie auf diese Substanzen nicht allergisch sind, bevor Sie sie in Ihren Mund einsetzen lassen. Wenn Sie sich entschlossen haben, die Füllungen zu ersetzen, tun Sie das langsam im Lauf der Zeit, um nicht zu viel Quecksilber auf einmal in Ihren Blutstrom freizusetzen.

- Wenn Antigene und Antikörper sich miteinander verbinden, nennt man das einen Immunkomplex. Eine proteolytische Enzymtherapie könnte helfen, indem sie in die Ummantelung des Immunkomplexes in den Geweben eindringt und diese Faktoren in den Blutstrom bringt, durch den sie eliminiert werden können. Das würde das Aufspalten des Immunkomplexes stimulieren und den Entzündungsprozess beschleunigen, um die Gewebeschwellung zu reduzieren. Es ist bekannt, dass sich der Zustand aufgrund der erhöhten Aktivität kurzfristig verschlechtert, bevor er sich bessert. Wenden Sie diese Therapie nur unter Überwachung eines Naturheilkundlers oder Arztes an.

- Vermeiden Sie die Einnahme von oralen empfängnisverhütenden Mitteln, Penizillin, Hydralin, krampflösenden Mitteln, Sulfa-Medikamenten und Procaineamid. Fragen Sie Ihren Arzt, ob sie wirklich notwendig sind, oder ob es sicherere Alternativen gibt.

Quellen

Ammon HP, Safayhi H, Mack T, Sabieraj J. "Mechanism of antiinflammatory actions of curcumine and boswellic acids." *J Ethnopharmacol*, 1993 Mar; 38(2-3):113-9.

Ammon HP. "Boswellic acids (components of frankincense) as the active principle in treatment of chronic inflammatory diseases." *Wien Med Wochenschr*, 2002; 152(15-16):373-8.

American Autoimmune Related Diseases Association, Inc. www.aardai.org

Aqel, MB. "Relaxant Effect of the Volatile Oil of Rosmarinus Officinalis on Tracheal Smooth Muscle." *Journal of Ethnopharmacology*, 1991; 33:57-62.

Arthritis Foundation, www.arthritis.org

Balasubramanyam M, Koteswari AA, Kumar RS, Monickaraj SF, Maheswari JU, Mohan V. "Curcumin-induced inhibition of cellular reactive oxygen species generation: novel therapeutic implications." *J Biosci*, 2003 Dec; 28(6):715-21.

Batmanghelidg, Fereydoon, *Your Body's Many Cries for Water*, Global Health Solutions, Inc., Falls Church, VA. 1997.

Bittiner SB, et al. "A Double-blind, Randomised, Placebo-controlled Trial of Fish Oil in Psoriasis." *The Lancet*, 1988; 1(8582):378-380.

Block, MT. "Vitamin E in the treatment of diseases of the skin." Clinical Medicine, January 1953; pp. 31-34 [in *Werbach*].

Bogaty P, Brophy J, Noel M, Boyer L, Simard S, Bertrand F, Dagenais GR. "Impact of Prolonged Cyclooxygenase-2 Inhibition on Inflammatory Markers and Endothelial Function in Patients With Ischemic Heart Disease and Raised C-Reactive Protein. A Randomized Placebo-Controlled Study." *Circulation*, 2004; Aug 9.

Bouic PJDB, et al. *The International Journal of Immunopharmacology*, Dec 1996; 18:(12):693-700.

Bouic, PJD. "Sterols/Sterolins, the natural, nontoxic immunomodulators and their role in the control of rheumatoid arthritis." *Arthritis Trust of America Newsletter*. Summer 1998.

Bradley, JD, et al. "Comparison of an Antiinflammatory. Dose of Ibuprofen, an Analgesic Dose of Ibuprofen, and Acetaminophen in the Treatment of Patients with Osteoarthritis of the Knee." *The New England Journal of Medicine*, 1991; 325:87-91.

Broadhurst, C Leigh. *Natural Relief from Asthma*. Alive Books, Burnaby, BC. 2000.

Broughton, KS, et al. "Reduced Asthma Symptoms with n-3 Fatty Acid Ingestion Are Related to 5-series Leukotriene production." *American Journal of Clinical Nutrition*, 1997; 65:1011-17.

Burt CW, Overpeck MD. "Emergency visits for sports-related injuries." *Ann Emerg Med*, March 2001; 37:301-308.

Butland BK, Fehily AM, and Elwood PC. "Diet, lung function, and lung function decline in a cohort of 2512 middle-aged men." *Thorax*, 2000; 55:102-108.

Burns AJ, Rowland IR. "Anti-carcinogenicity of probiotics and prebiotics." *Curr Issues Intest Microbiol*, 2000 Mar; 1(1):13-24. Review.

Callahan, LF, Rao J, Bou-taugh M. "Arthritis and Women's Health: Prevalence, Impact and Prevention." *Am J Pre Med*, 1996; 12(5):401-409.

Carey IM, DP Strachan, DG Cook. "Effects of changes in fresh fruit consumption on ventilatory function in healthy British adults." *Am J Respir Crit Care Med*, 1998; 158:728-733.

Carson-DeWitt, RS. "Systemic lupus erythematosus." *Gale Encyclopedia of Medicine*, Gale Research Group, 1999.

Caughey DE, Grigor RR, Caughey EB, et al. "Perna canaliculus in the treatment of rheumatoid arthritis." *Eur J Rheumatol Inflamm*, 1983; 6:197-200.

Celadrin, www.celadrin.com

Childs, Nathan D. "Could Lyme Vaccine Trigger Autoimmune Arthritis?" *Pediatric News*, 1999; Volume 33, 6:20.

Cohen, HA, et al. "Blocking Effect of Vitamin C in Exercise Induced Asthma." *Archives of Pediatric Adolescent Medicine*, 1997; 151:367-70.

Crohn's and Colitis Foundation of America, www.ccfa.org

Conway B, Rene A. "Obesity as a disease: no lightweight matter." *Obes Rev*, 2004 Aug; 5(3):145-51.

Custovic A, Simpson A, Chapman MD, Woodcock A. "Allergen avoidance in the treatment of asthma and atopic disorders." *Thorax*, 1998; 53:63-72.

D'Ambrosio, E, et al. "Glucosamine Sulfate: A Controlled Clinical Investigation in Arthrosis." *Pharmatherapeutica*, 1981; 2(8):504 –510.

De Caterina R, Liao JK, Libby P. "Fatty acid modulation of endothelial activation." *Am J Clin Nutr*, 2000; 213s-23s.

Delport, R. et al. "Vitamin B6 Nutritional Status in asthma: The Effect of Theophylline therapy on Plasma Pyridoxal-5-Phosphate and Pyridoxal Levels." *Int J Vitam Nutr Res*, 1988; 58(1):67-72.

Deodhar SD, et al. "Preliminary studies on anti-rheumatic activity of curcumin." *Ind J Med Res*, 1980; 71:633.

Dew MJ, Evans BK, Rhodes J. "Peppermint oil for irritable bowel syndrome: a multicentre trial." *British Journal of Clinical Practice*. 1984, 38:394-8.

Dexter P., and Brandt, K. "Distribution and Predictors of Depressive Symptoms of Osteoarthritis." *The Journal of Rheumatology*, 1994; 21(2): 279-286.

Dixon, J, et al. *Secondline Agents in the Treatment of Rheumatic Diseases*. New York, Marcel Dekker, 1992.

Droste JHJ, et al. "Does the use of antibiotics in early childhood increase the risk of asthma and allergic disease?" *Clinical and Experimental Allergy*, 2000; 30:1547-1553.

Emelyanov A, Fedoseev G, Krasnoschekova O, et al. "Treatment of asthma with lipid extract of New Zealand greenlipped mussel: a randomised clinical trial." *Eur Respir J*, 2002; 20:596–600.

Fabender, HM, et al. "Glucosamine sulfate compared to ibuprofen in osteoarthritis of the knee." *Osteoarthritis and Cartilage*, 1994; 2(1):61-69.

Finnegan, John, *The Facts About Fats*. Celestial Arts, 1993.

Fujita H, Yasumoto R, Hasegawa M, Ohshima K. "Antihypertensive activity of 'Katsuobushi Oligopeptide' in hypertensive and borderline hypertensive subjects." *Jpn Pharmacol Ther*, 1997; 25:147-51.

Fujita H, Yamagami T, Ohshima K. "Effect of an ace-inhibitory agent, katuo-bishi oligopeptide, in the spontaneously hypertensive rat and in borderline and mildly hypertensive subjects." *Nutr Res*, 2001; 21:1149-58.

Galland, L. "Increased Requirements for Essential Fatty Acids in Atopic Individuals, A Review with Clinical Descriptions." *American Journal of Clinical Nutrition*, 1986; 5:213-228.

Gay, G. "Another Side Effect of NSAIDs." *Journal of the American Medical Association*, 1990; 264(20):2677-2678.

Gecht, MR, et al. "A Survey of Exercise Beliefs and Exercise Habits Among People with Arthritis." *Arthritis Care and Research*, 1996; 9(2):82-88.

Gemmell E, Carter CL, Seymour GJ. "Mast cells in human periodontal disease." *J Dent Res*, 2004 May; 83(5):384-7.

Genco, R, et al. "Periodontal disease and risk for myocardial infarction and cardiovascular disease." *CVR&R, March* 1998; pp. 34-40.

Germano, Carl, and Cabot, William, *Nature's Pain Killers*. Kensington Books, New York, NY.

Geusens P, et al. "Longterm effect of omega-3 fatty acid supplementation in active rheumatoid arthritis. A 12-month, double-blind, controlled study." *Arthritis Rheum*, 1994; 37(6): 824-829.

Gibson RG, Gibson SL. "Green-lipped mussel extract in arthritis." *The Lancet*, 1981; 1:439 [letter].

Gibson SLM, Gibson RG. "The treatment of arthritis with a lipid extract of Perna canaliculus: a randomized trial." *Comp Ther Med*, 1998; 6:122-6.

Grant IR, Ball HJ, Rowe MT. "Inactivation of Mycobacterium paratuberculosis in cow's milk at pasteurization temperatures." *Applied and Environmental Microbiology*, 1996; 62:631-636.

Grave, G. "Antioxidant Nutrients in Inflammatory Bowel Disease." *Crohn's & Colitis Foundation of America physician letter*. www.ccfa.org

Grimble RF, Tappia PS. "Modulation of proinflammatory cytokine biology by unsaturated fatty acids." *Z Ernahrungswiss*, 1998; 7-65.

Gupta, MB, et al. "Antiinflammatory and Antipyretic Activities of B-sitosterol." *Planta Medica*, 1980; 339:157-163.

Gursel T, Firat S, Ercan ZS. "Increased serum leukotriene B4 level in the active stage of Rheumatoid arthritis in children." *Prostaglandins Leukot Essent Fatty Acids*, 1997; 56:205-207.

Harries AD, and Heatley RV. "Nutritional disturbances in Crohn's disease." *Postgraduate Medical Journal*, 1983; 50:690-7.

Hay, Louise L, *Heal Your Body*. Hay House, Santa Monica, CA 1988

Henderson WR Jr. "The role of leukotrienes in inflammation." *Ann Intern Med*, 1994; 121:684-97.

Hermon-Taylor, John, Nick Barnes, Chris Clarke and Caroline Finalyson, "Mycobacterium paratuberculosis Cervical Lymphadenitis followed five years later by terminal ileitis similar to Crohn's Disease." *British Medical Journal*, February 7, 1998.

Hertog, ML and Hollman, PH. "Potential Health Effects of the Dietary Flavonol Quercetin." *European Journal of Clinical Nutrition*, 1996; 50:63-71.

Hesslink R Jr, Armstrong D 3rd, Nagendran MV, Sreevatsan S, Barathur R. "Cetylated fatty acids improve knee function in patients with osteoarthritis." *J Rheumatol*, 2002 Aug; 29(8):1708-12.

Hodge L, Salome CM, Peat JK, et al. "Consumption of oily fish and childhood asthma risk." *Medical Journal of Australia*, 1996; 164:137-40.

Hodgkinson, R and Woolf, D. "A Five Year Clinical Trial of Indomethacin in Osteoarthritis of the Hip Joint." *ACTA Orhtop Scand*, 1979; 50:169 -170.

Host, A. "Cow's Milk Allergy." *Journal of the Royal Society of Medicine*, 1997; 90:34-39 supplement.

Isolauri, E, et al. "Breast feeding of Allergic Infants." *Pediatrics*, 1999; 134:27-32.

Izaka, K, et al. "Gastrointestinal absorption and anti-inflammatory effect of bromelain." *Jpn J Pharmacol*, 1972; 22:519.

Jacob, SW, Lawrence, RM, Zucker, M. The Miracle of MSM: *The Natural Solution for Pain*. Penguin Putnam, Inc., New York, NY. 1999.

Jefferies, WM. "Cortisol and Immunity." *Medical Hypotheses*, 1991; 34:203.

Jensen, MN. "Good health requires good gums." Science News, May 9, 1998; 153:300-1.

Kitts, D. et al. "Adverse Reactions to Food Constituents: Allergy Intolerance and Autoimmunity." *Canadian Journal of Physiology and Pharmacology*, 1997; 75:241-254.

Kraemer WJ, Ratamess NA, Anderson JM, Maresh CM, Tiberio DP, Joyce ME, Messinger BN, French DN, Rubin MR, Gomez AL, Volek JS, Hesslink R Jr. "Effect of a cetylated fatty acid topical cream on functional mobility and quality of life of patients with osteoarthritis." *J Rheumatol*, 2004 Apr; 31(4):767-74.

Kuvaeva I, et al. "The microecology of the gastrointestinal tract and the immunological status under food allergy." Nahrung, 1984; 28:689-93. *In Nutritional Influences on Illness*, Werbach, Keats Publishing Corp, New York, NY, 1987.

Langer, Stephen, MD and James F. Scheer. *Pocket Guide to Natural*

Health. Twin Stream, Keats Publishing Corp, New York, NY, 2001.

Li M, Yang B, Yu H, Zhang H. "Clinical observation of the therapeutic effect of ginkgo leaf concentrated oral liquor on bronchial asthma." *CJIM*,1997; 3:264–67.

Lichtenstein, LM. "Allergy and the Immune System." *Scientific America*, 1993; Sept:116-124.

Linos A, Kaklamani VG, Kaklamani E, et al. "Dietary factors in relation to rheumatoid arthritis: a role for olive oil and cooked vegetables?" *Am J Clin Nutr*, 1999; 1077-82.

Lowe GD, Rumley A, McMahon AD, Ford I, O'Reilly DS, Packard CJ. "West of Scotland Coronary Prevention Study Group. Interleukin-6, fibrin D-dimer, and coagulation factors VII and XIIa in prediction of coronary heart disease." *Arterioscler Thromb Vasc Biol*, 2004 Aug; 24(8):1529-34.

Lupus Foundation of America, www.lupus.org

Mastrandrea F, Coradduzza G, Serio G, Minardi A, Manelli M, Ardito S, Muratore L. "Probiotics reduce the CD34+ hemopoietic precursor cell increased traffic in allergic subjects." *Allerg Immunol* (Paris), 2004 Apr; 36(4):118-22.

Matricardi PM, et al. "Exposure to food-borne and orofecal microbes versus airborne viruses in relation to atopy and allergic asthma: epidemiological study." *British Medical Journal*, 2000; 320:412-7.

Matsumoto S, Watanabe N, Imaoka A, Okabe Y. "Preventive effects Bifidobacterium- and Lactobacillus-fermented milk on the development of inflammatory bowel disease in senescence-accelerated mouse P1/Yit strain mice." *Digestion*, 2001; 64(2):92-9.

McNeal, RL. "Aquatic Therapy for Patients with Rheumatic Disease." *Rheumatic Disease Clinics of North America*, 1990; 16(4):915-943.

Mittman, P. "Randomized double-blind study of freeze-dried Urtica dioica in the treatment of allergic rhinitis." *Planta Med*, 1990; 56:44-7.

Morreale, P, et al. "Comparison of the anti-inflammatory efficacy of chondroitin sulfate and diclofenac sodium in patients with knee osteoarthritis." *J Rheumatol*, 1996; 23(8):1285-1391.

Moreland, LW. "Treatment of Rheumatoid Arthritis with Recombinant Human Tumor Necrosis Factor Receptor (p75) Fc fusion." *New England Journal of Medicine*, 1997; 337(3):141-7.

Murray, MT. *Encyclopedia of Nutritional Supplements*. Prima Publishing, Rocklin, CA. 1996.

Murray, MT. Arthritis: *How You Can Benefit from Diet, Vitamins, Minerals, Herbs, Exercise and Other Natural Methods*. Prima Publishing, CA. 1994.

Nanda R, et al. "Food intolerance and irritable bowel syndrome." *Gut*, 198; 30(8):1099-1104.

National Psoriasis Foundation, www.psoriasis.org

Newman, NM, et al. "Acetabular Bone Destruction Related to Nonsteroidal Anti-inflammatory Drugs." *The Lancet*, 1985; 2:11-14.

Newmark, Thomas M and Paul Schlulick. *Beyond Aspirin*. Hohm Press, Prescott, AZ. 2000.

Neuman I, Nahum H, Ben-Amotz A. "Reduction of exercise-induced asthma oxidative stress by lycopene a natural antioxidant." *Allergy*, 2000;55:1184-1189.

Nossal, GJV. "Immunological Tolerance: Collaboration Between Antigen and Lymphokines." *Science*, 1989; 245:147-153.

Older SA, Battafarano DF, Enzenauer RJ, Krieg AM. "Can immunization precipitate connective tissue disease? Report of five cases of systemic lupus erythematosus and review of the literature." *Semin Arthritis Rheum*, 1999 December; 29(3): 131-9.

Pavlidis, NA, Karsh J, Moutsopoulos HM. "The clinical picture of primary Sjogren's syndrome: A retrospective study." *J Rheumatology*, 1982; 9:685-690.

Perneger, TV, et al. "Risk of Kidney Failure Associated with the Use of

Acetaminophen, Aspirin, and Nonsteroidal Anitiinflammatory Drugs." *New England Journal of Medicine* 1994; 331(25):1675-1679.

Petri, Michelle, et al. "Plasma homocysteine as a risk factor for atherothrombotic events in systemic lupus erythematosus." *The Lancet*, October 26, 1996;348:1120-24.

Pinget M, Lecomte A. "The effects of harpagophytum capsules in degenerative rheumatology." *J Medecine Actuelle*, 1985; 12(4): 65-7.

Pipitone, VR. "Chondroprotection with Chondroitin Sulfate." *Drugs in Experimental and Clinical Research*, 1991; 17(1):3-7.

Rennie, J. "The Body Against Itself." *Scientific American*, December 1990; 76-85.

Ridker PM. "High-sensitivity C-reactive protein, inflammation, and cardiovascular risk: from concept to clinical practice to clinical benefit." *Am Heart J*, 2004 Jul; 148 (1 Suppl):S19-26.

Rose, NR, Mackay IR, ed., *The Autoimmune Diseases*. Academic Press, San Diego, CA, 1998.

Ruiz-Gutierrez V, Muriana FJ, Guerrero A, et al. "Plasma lipids, erythrrocyte membrane lipids and blood pressure of hypertensive women after ingestion of dietary oleic acid from two different sources." *J Hypertens*, 1996; 483-90.

Samuel, MP, et al. "Fast Food Arthritis, a Clinic Pathologic Study of Post-salmonella Reactive Arthritis." *Journal of Rheumatology*, 1995; 22:1947-52.

Sata N, Hamada N, Horinouchi T, Amitani S, Yamashita T, Moriyama Y, Miyahara K. "C-reactive protein and atrial fibrillation. Is inflammation a consequence or a cause of atrial fibrillation?" *Jpn Heart J*, 2004 May; 45(3):441-5.

Schmid, et al. "Analgesic effects of willow bark extract in osteoarthritis: results of a clinical double-blind trial." *Fact*, 1998; 3:186.

Schwartz, ER. "The modulation of osteoarthritis development by Vitamin C and Vitamin E." *Int J Vit Nutr Res*, 1984; 26:141.

Scleroderma Foundation, www.scleroderma.org

Shahani, et al. "Benefits of Yogurt." *International Journal of Immunotherapy*, 1993; 9(1)65-68.

Sheldon, T. "Link between pollution and asthma uncovered." *British Medical Journal*, March 20, 1999. www.bmj.com

Shoda A, et al. "Therapeutic efficacy of N-2 polyunsaturated fatty acid in experimental Crohn's disease." *Journal of Gasteroenterology*, 1995; 30:(sup 8) 98-101.

Singh GB, Atal CK. "Pharmacology of an extract of salai guggal ex-Bosewellia serrata, a new non-steroidal anti-inflammatory agent." *Agents Action*, 1986; 18:407-12.

Sjogren's Syndrome Foundation, Inc., www.sjogrens.com

Strong, AMM, et al., "The effect of oral linoleic acid and gamma-linolenic acid (Efamol)." *British Journal of Clinical Practice*, November/December 1985, p. 444 [in Werbach].

Theodosakis, J. *The Arthritis Cure, New Hope For Beating Arthritis*, St. Martin's Press, New York 1997.

Traut, EF, Thrift, CB. "Obesity in Arthritis: Related Factors, Dietary Factors." *Journal of the American Geriatric Society*. 1969; 17:710-717.

Van Vollenhoven, RF, et al. "An open study of dehydroepiandrosterone in systemic lupus erythematosus." *Arthritis and Rheumatism*, 1994; 37:1305-10.

Vaz, AL. "Double-blind Clinical Evaluation of the Relative Efficacy of Ibuprofen and Glucosamine Sulphate in the Management of Osteoarthrosis of the Knee in Out-patients." *Current Medical Research and Opinion*, 1982; 8(3):145-149.

Voelker, R. "Ames Agrees with Mom' Advice: Eat Your Fruits and Ve-getables." *The Journal of the American Medical Association*, 1995; 273(14):1077-1078.

Werbach, Melvyn R, MD. *Healing Through Nutrition*. HarperCollins

Publishers, New York, NY. 1993.

Werbach, Melvyn R, MD. *Nutritional Influences on Illness. A Sourcebook of Clinical Research*, 2nd ed., Third Line Press, Tarzana, CA, 1990.

Whitaker, Julian. "Research Roundup: Mustaches." *Healthy & Healing*, February, 2001; 11(2).

Whitaker, Julian. "What to Add to Your Multivitamin to Address Specific Health Conditions." *The Whitaker Wellness Program: Part 3.* Phillips Publishing, Inc. Potomac, MD. 1999.

Whitaker, Julian. "Research Roundup: Cranberries." *Health & Healing*, December 2000; 10(12).

Whitaker, Julian. "Save Your Teeth and Your Health." *Health & Healing*, August 2000; 10(8).

Whitaker, Julian. "Research Roundup: Supplements." *Health & Healing*, January 2001; (11)1.

Whitehouse MW, Marcides TA, Kalafatis N, et al. "Anti-inflammatory activity of a lipid fraction (lyprinol) from the NZ green lipped muscle." *Inflam Pharmacol*, 1997; 5:237-46.

Wilson PW. "Assessing coronary heart disease risk with traditional and novel risk factors." *Clin Cardiol*, 2004 Jun; 27(6 Suppl 3):1117-11.

Yamamoto M, et al. "Anti-inflammatory Active Constituents of Aloe arborescens Miller." Agric. Biol. *Chem*, 1991; 55(6):1627-1629.

Yoshimoto, T, et al. "Flavonoids: Potent Inhibitors of Arachidonate-5-lipoxygenase." *Biochemical Biophysiolgical Research Communication*, 1983; 116:612-618.

Ziboh, VA, et al. *Arch Dermatol*, November 1986.

Für mehr Information über Lorna Vanderhaeghe besuchen Sie bitte www.healthyimmunity.com.